自然治癒力治癒系システムの発見

自然治癒力革命

自然治療院院長
私市悦郎

現代書林

【本書をお読みいただく前に】——現代人の気づかない重要なこと

本書で述べる自然治癒力の治療というのは、現代医学では治療外にあり、その現代医学は、私たち現代人の多くをパソコン医学、身体主体の対症療法の世界の受け身の治療に慣らし、「病気は医者が薬や手術で治すもの」という認識を植え付けている。私はそれに警鐘を鳴らすものである。

私は本書を通して、まず病気を治すのは医者ではなく、自分以外にはないという事を強く訴え、病気は、誰にでも備わる自然治癒力を使って自分で治す——その事の素晴らしさを知ってもらいたいと思う。これが重要な事である。

この原理は、私の実際の体験で得た真理である。

本書の中に「感性で学ぶ」「自然に学ぶ」「現代医学の盲点」「現代医学への警鐘」「革命」「警告」「発見」「私の仮説」等の言葉が出てくる。これらの表現の文章には、現代医学では解明されていない事が多々書かれており、将来には必ず解明される事であるという事を、読者の一人一人にぜひ、知っていただきたいと思うのである。

私は、本書を最後まで読んでいただければ、「病気は、医者ではなく、各自に備わる自然治癒力が治すのである」という事をご理解いただけると確信している。

はじめに――自然治癒力の神秘の発見

当院は東京郊外の田舎の山、川、田んぼ、畑の多い緑の木々に囲まれた自然の豊かな環境のあきる野市の「草花」という場所にある。私の治療に適した空気の澄んだ最高の場所であり、これらの多くの自然が私の感性を磨き、この治療を発見した聖地である。

私は整体治療に革命を起こし、これからの二十一世紀の心の時代に合った、心と身体を持つ人間を主体とした「心療整体重心調整法」を四十年以上かけ自然から学び、人間の全ての人に備わる自然治癒力を主体とした治療の集大成として、この度この本を出版する運びとなったのである。

私の治療の「こだわり」は、一切、道具、器具等を使わず、「手当て」を主体とした手技療法を通し、自然百パーセントの治療を心掛けていることである。そして、私の治療は根本療法なので心を主体として身体を診るので、全ての病気は心から発生するので、現在の死亡率一位の「ガン」も治療の対象であり、私の治療で一番の革命を起こし治療の効果を高めた秘訣は、心と身体をつなぐ「自律神経」を治療を通して調和させる方法を発見した事である。これは現代医学や整体でも未だに不可能な事であり、この発見が私の治療に革命を起こしたのである。

この「自律神経の調和」の発見が、私の治療の「要」であり、その根本が「重心」を整える事である。その理由は自然治癒力を発揮するには、この「自律神経の調和」が最も重要だからである。

人間は自然によって生かされ生きている生命体であり、人間には誰にでも平等に自然治癒力が備わっているのである。だが現代医学は、この誰にも備わる自然治癒力という重要な事が医科大学の教育科目になく、そのためにこの自然治癒力という重要な生命エネルギーが盲点であり、これを使わず、対症療法の人工的に造る「薬医学」で成り立っているのである。

そして現在では、パソコン医学を通して病名をつけ、薬を投与し、または手術等で治療が成り立っているのである。今では病気を治すのは医者であり、薬であり、病気は自分で治すのではなく、医者が治すものという常識になってしまったのである。

しかし、私は「病気を治すのは自分以外にない」と確信している（その理由は本書に書いてある）。

私が本書を執筆したのは、「本来の自然治癒力」という素晴らしい誰にも備わる偉大なチカラの使い方と、また現代医学への警鐘と盲点を突き止めるためである。

現代医学は、三次元の目に見える分析医学の対症療法であり、さらに、製薬会社とは切っても切れない関係にあり、自然治癒力の代用として薬の投与があり、この薬は「毒物」であり「副作用」があり、「その病気の症状を抑える事が目的」なのである。これが薬の正体である。

しかし、本当の薬とは「人間の体内から発生する自然治癒力」をいうのである。これ以外にはないのである。

私が創始した治療は、この自然治癒力という誰にも備わる「副作用の全くない」、さらに「無限に発生する本当の薬」を自然治癒力として発生させ、病気を治す革命的なものであり、「自然治癒力治癒系システム」の発見にほかならないのである。

その治療法の詳細は本文をご覧いただきたいが、一人でも多くの人にこの自然治癒力を使って病気を治してもらえるならば、私にとってこれ以上幸福な事はない。

平成三十一年一月

自然治療院院長　**私市悦郎**

自然治癒力革命◆目次

第二章 現代医学発展への警鐘

自然治癒力の探求こそ生命の根源に迫る道

第三章 自然治癒力治癒系システムの発見

重心を整えれば、自律神経が調和し、自然治癒力が働く

第四章 心療整体重心調整法の仕組み
自然から学んだ革命的な根本療法

第五章

薬でなく自然治癒力でガンを治す秘訣

現代医学でも困難なガンが自分で治せる

第六章　本物の治療を追究する根本療法
多くの治癒例が証明するその実録例

第一章

感性で学ぶ真実。人間の根本を解剖

自然の探究。人間の本体は肉体ではなく電氣（生命エネルギー）なり

目からウロコ！
患者さんの体内に電氣が走っている

あれは今から三十五年前の開業の間もない頃の話である。

知人の紹介で、千葉県の六十歳になる男性患者が、交通事故に遭ってから「私の身体の中に電氣が走り、全身が痺れ、夜も眠れず苦しんでいる」という珍しい主訴で来院した。

残念ながら、当時私は未熟で、治すことはできなかったが、この人との出会いが、これから目指す治療の道を大きく変えるきっかけを与えてくれたのである。

この人の説明によると「体内を電氣が巡回し、それは、骨の表面を流れ、節々の関節で交差し、その関節内で電氣が充電され、さらに順次、先に流れ、手先や足先に放電され、しかも全身が電氣に包まれている」と話すのである。

これは昔の話であり、当時の私の研究ノートの資料を見て書いているので、当初の詳しい状況まではわからないが、その時の私は体内を巡回しているのは血液以外にないと思っていたので、この話は青天の霹靂であり、強く印象に残っているのである。

そして、当時思った事は、「もしかして血液は、電氣のエネルギーによって循環されているの

患者さんから聞いた全身を包む電氣のイメージ

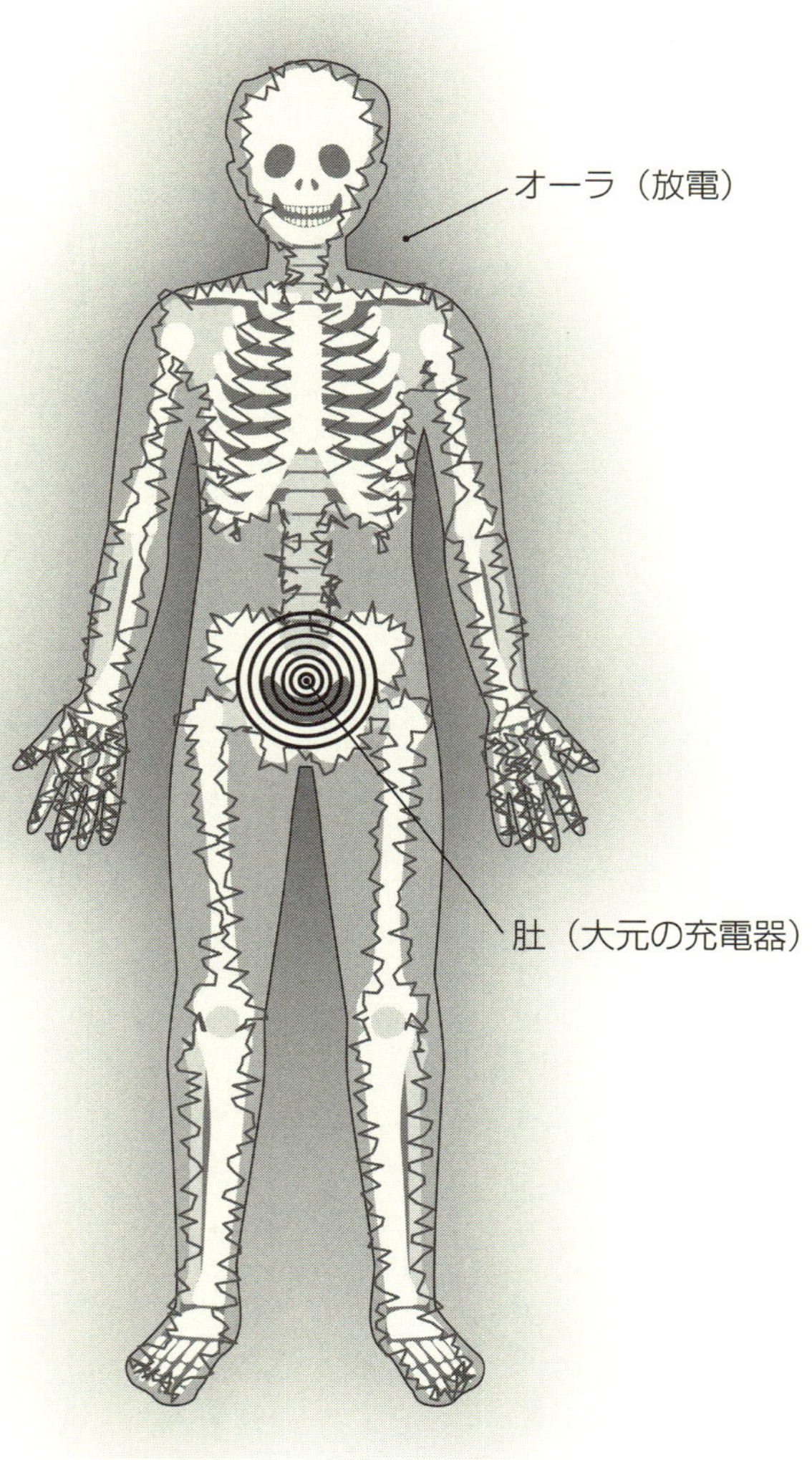

ではないだろうか？」と思ったのである。

月日が経ち、このことは治療で証明され、正解だったのだが、これについては後述する。

人間の身体を物質（肉体）ではなく、本体は電氣として診る

私は治療家として、まず整体の修行をした後に開業に至ったのである。整体というのは骨格主体の治療であるが、骨格のズレを直す治療に限界を感じ、対症療法ではなく、根本療法である心を主体として人間を診る治療を目指していたのだが、その時に、前述した患者さんと出会い、今までの治療観が百八十度変わってしまったのである。

というのも、私自身も、身体に電氣が走るという経験があったからである。肘を柱に当てた時に肘に電氣が走り、また昔、腰を痛めた時に電氣が走り、冬には車のドアに触れた瞬間に電氣が走るという経験をしたのである。誰でも、言われてみれば私と同じような経験があるだろう。

それは、体内に電氣が循環している証であり、人間の本体は電氣で成り立っているからなのである。

この電氣の研究を始めた頃、偶然立ち寄った書店で『生体エネルギーの反撃』（ユニバース出版社）という本に出会ったのである。

この本は過去の文献に遡り、世界中から集められたさまざまな生体エネルギー（電氣）の治療法や理論が詳しく載っていて、現在絶版になり販売はされていないが、今では私の唯一の黄金書でもある。

この本の中に、「ソ連の医師団は、すべての生物は、原子や分子から成るもの（物質）とエネルギー（電氣）から成る二つの身体をもち、このエネルギーを『生体プラズマ』と呼び、これは、肉体の中にあるだけではなく、空間全体に充満していると述べている」と書いてあり、これは、私の基本である「人間は自然によって生かされて生きている」という大自然とのつながりを重要視している事とつながるのである。つまり、このエネルギーを主体として治療をする方が、肉体的身体に働きかけるより安全であり、身体を物質としてではなくエネルギーとして扱うことになるのである。私の治療も、この原理を応用しているのである。

その他に私が興味を引いたのは、マーカス・バックという人の書いた「脊柱整復の本」である。その中で、手技療法のカイロプラクティックの創始者であるD・D・パーマー氏も、この電氣の存在を信じていて、それを「イネイト」と名付けて「宇宙を満たしているあの知性の一部」と述べ、自然とのつながりを重要視していること、さらに、脊柱を調整することで「イネイト」

を解きほぐし、その「イネイト」と共に働いて治療の効果を上げようとするのが、この療法の目的であるという主旨のことを著書で書いているのである。

要するに、この文献によると、パーマー氏は、骨格間を流れる電氣の重要性を説いていたのである。それが百年経ち、「骨格のズレを直し、神経の圧迫を取る事」に変化してしまったのである。私はこの事から、神経という物質ではなく、それを生かす電氣という機能が大切であり、その電氣の障害を取り除くことが大切だと思ったのである。それは、物が見えるという現象は、電氣信号によって見ることができるように、その神経とは、電氣の通り道なのである。そしてこの電氣は、電氣信号のみならず、エネルギーという力も兼ね備えていて、関節間で充電され、骨格（神経）に沿って末端に流れ、放電しているのである。

さらに私は、治療を通して重要な事を患者さんから学んだのである。

それは、前著『自然治癒力の神秘の発見』（文芸社）で取り上げている歯科医の先生の事である。この先生は頸の椎間板ヘルニアを患い、某有名私立大学病院のＭＲＩ検査で、頸の神経が半分切れかかり、手術以外に治す方法がないと言われたが、当院の治療で完全に治ってしまったのである。詳しくは第六章で詳述する。

この人の頸椎の椎間板ヘルニアは重症で、頸の神経が半分切れかかっていたので、完全に右手は麻痺状態であり、握ることも、動かすこともできなかったのである。それがなぜ治ったかというと、首には一切触れずに重心を直し、首を後彎状態から前彎状態に調整した結果、圧迫されていた椎間関節が元通りになり、電氣エネルギーの流れが回復し、半分切れかかっていた神経が元通りに再生したためである。

対症療法の現代医学では、切れかかった神経の再生はないという理論なので、手術以外に治しようがなかったという事なのである。

一般の家庭で使っている電氣の配線は物質なので再生はないが、生命ある人間の一部である神経は、電氣の働きによって再生することが証明されたのである。それは、髪の毛をはじめ、爪等は切っても再生する事と同じ事であり、生命がある限り自然治癒力が働くためである。

人間の本体は肉体ではなく電氣で成り、骨格は配線、関節は小充電器、肚は大元の充電器なり

人間の本体は、前述したように電氣で成り、それは、乾電池の構造システムに似ているように思えるのである。この両者に共通していることは、電氣エネルギーの貯蔵と放出、消耗である。

乾電池には両端にプラス極、マイナス極があり、それを何本も連結して並べれば、さらに強力な電氣が運べる。人間の背骨も、頸椎、胸椎、腰椎の各々の椎骨を合計二十四個が連結して、

構造が似ている人間の椎骨と乾電池

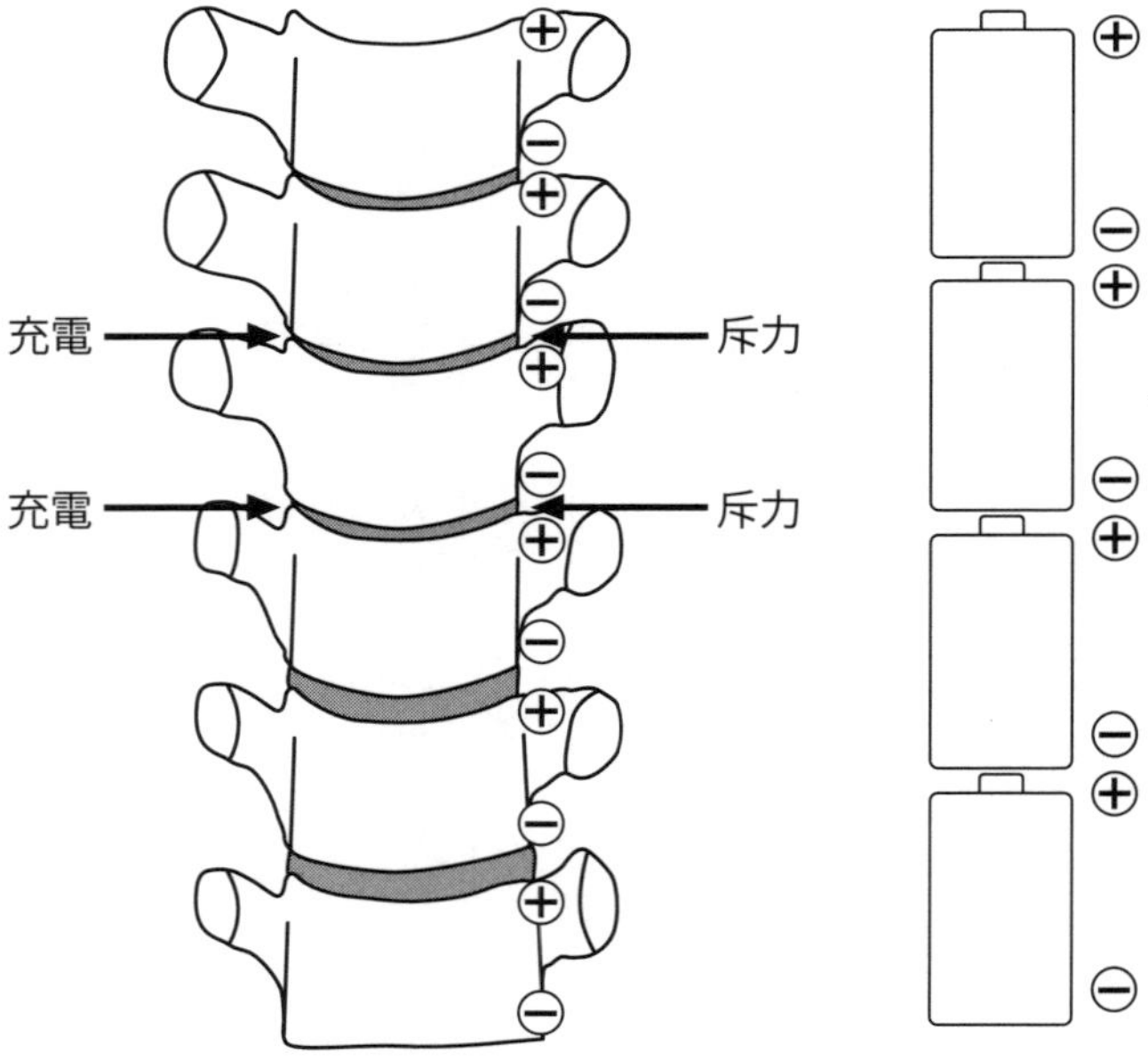

椎骨　　乾電池

縦に並んでいる。

人間と乾電池とでは、人間は開放系（生命体）で成り、乾電池が閉鎖系（人工物質）の個で成り立つ事に大きな違いがある。わかりやすく説明すると、乾電池は人工的に電氣を造るが、人間は夜の眠りで充電し、昼間の日常生活は電氣から成る生命エネルギーを使って過ごし、これが消耗すると夜の眠りで再度充電する。この繰り返しで、生命が保たれているのである。

そして、人間の大元の充電器官は肚にあり、それが全骨格を配線として全細胞に通り、体内の全てを循環し、さらに大自然へと生命のオーラの炎として放電しているのである（19ページの図参照）。

全関節には、生命の根幹である魂が宿っている

人間の一本一本の骨の先端部分で、プラス極・マイナス極という引き合う力が働き、この時に骨自身に電氣が流れて体温の源を造り、それが全関節を小さな充電器官として働き、骨を成長させたり、細胞を再生させるエネルギーとして働いている。要するに、全関節には、生命の根幹である魂が宿っているのである。

よって、大切な事はこの関節間のすき間であり、その柔軟性である。そしてその源である肚の重要性である。重心を直すことにより、全関節間に自然に隙間が発生するのである。

人間には、この電氣を通す大元の軸がある。それが重心であり、その大元の充電器官が肚である。重心は身体を貫き大自然へとつながっている。この神経が他律神経（この神経は現代医学の概念にはないため、後述する）である。

従って、人間は自然によって生かされて生きている生命体であり、その根本のエネルギーが電氣という生命エネルギーなのである。

重心が狂うと、小さな充電器官である関節間が歪み、隙間がなくなって硬直して電氣の流れが阻害され、手足の痺れや冷え性になったり、老人になると骨粗鬆症になったり、姿勢まで狂い、杖をつくようになってしまう。

この原理から、骨折をした骨を再生させるには、重心を直し、全関節を柔軟に動かし、骨折箇所に通電させれば、骨折箇所の再生は早まるのである。

このように関節間には魂が宿り、全関節間に隙間を発生させることによって、生命エネルギーという電氣を充電し、骨に栄養を与え、強い骨をつくり、全骨格が成り立っているのである。よって正しい姿勢は、全骨格に自然に隙間が発生し、さらにそこにテコの原理が働き、楽に歩けるのである（重心が治ると、一瞬にして全関節に隙間ができる）。

正常・骨粗鬆症の椎骨と乾電池

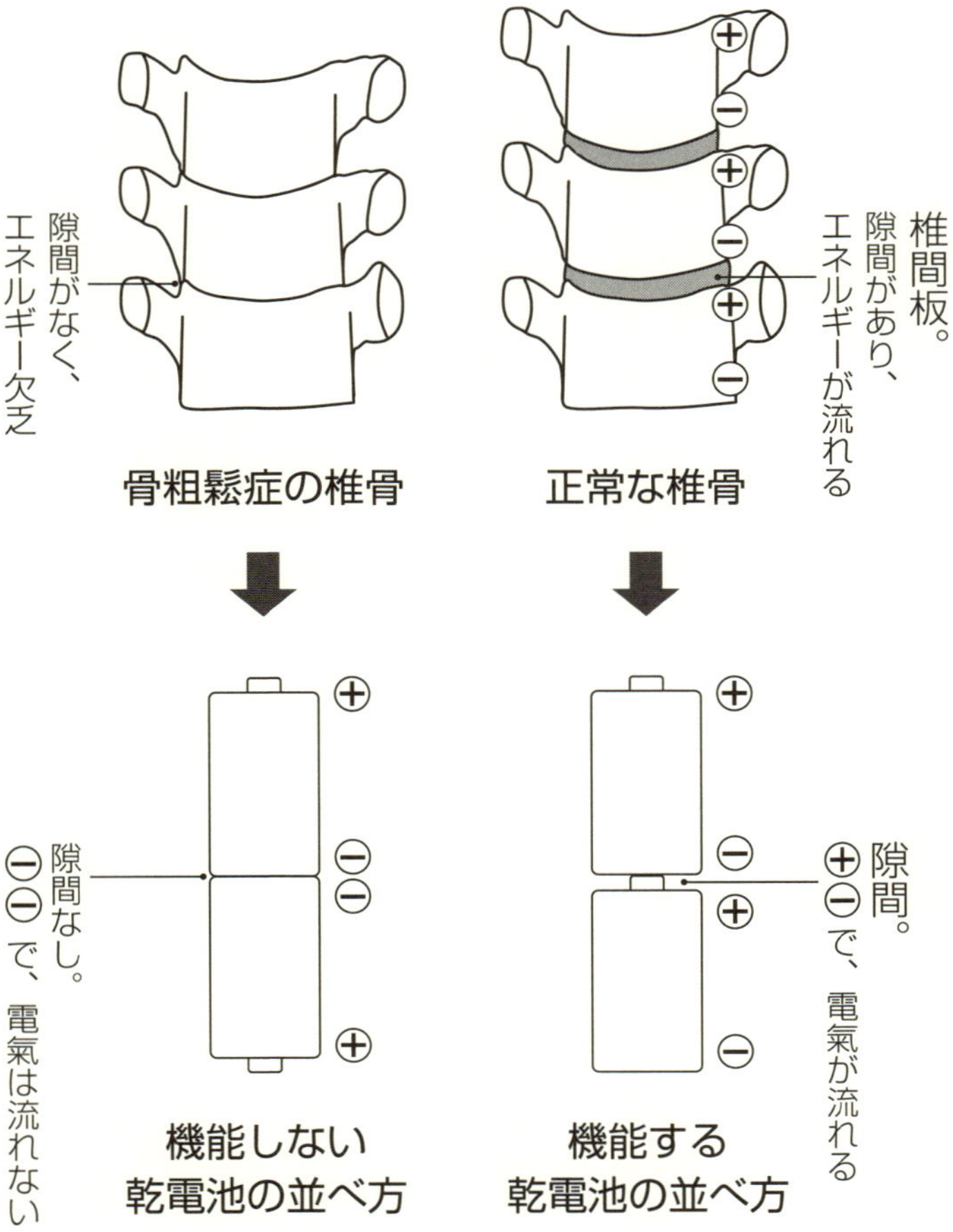

耳鳴り、味覚障害の原因は、この電氣障害である

これらの症状は中高年に多く、若年層の人には少ない傾向にある。

そして、これらの耳鳴りや味覚障害の人は共通して、頭痛や肩こり症状の人が多い事からも、姿勢病からくる頸の重心の狂いが原因である。

その理由は、頸の重心が狂うことによって、脳から耳や舌に流れる電氣の周波数が狂い、耳鳴り、味覚障害という電氣障害を引き起こしているのである。

前述したように、人間の身体は全てが電氣の流れによって見たり、聞いたりしているのであり、この電氣の流れが狂う事によってさまざまな症状を耳や舌に発生させるのである。

一年前に、二十年来の頭痛、肩こりをもつ七十歳の男性が来院したが、この人もひどい耳鳴りを訴えていた。が、しかし一ヶ月を過ぎると、頭痛、肩こりがすっかり治り、耳鳴りも薄皮を一枚一枚剝がれるように徐々に薄らぎ、三ヶ月を過ぎた頃には耳鳴りも治り、今ではすっかり健康そのものになってしまったのである。

このことからわかるように、耳鳴りや味覚障害は、確かに耳や舌に発生するので、それらに

原因があると思いがちだが、その原因は頸にあり、重心の狂いから発生しているのである。耳や舌の機能面の働き、すなわち電氣の流れの障害に原因があるのであり、現代医学のように物質を診ていたら治りづらいのである。

さらに、その原因はストレスにもあるので、治療においてはストレスも同時に考える必要がある。私の治療は、重心を治す事で「斥力」を発生させ、ストレスも解消するので、物質と心の両面から治す治療法なのである。

これこそ、耳鼻科に行っても、症状がなかなか治りづらい原因である。

大自然は電氣で充満している。生命エネルギーとは電氣なり

これは私が自然から学んだ事だが、地球の中心には、N極、S極という軸となる磁石があり、N極とS極をつないで、地球の周囲を磁力線が取り囲みつながっている。

そして、地球の自転と公転という回転する動きにより、その磁力線に電氣が発生し、地球の周囲には電氣が充満している。要するに、地球自体が生命そのものなのである。

この原理は地球のみならず、多くの惑星、大宇宙までも同様であり、この電氣で充満してい

地球の周囲を取り囲む磁力線

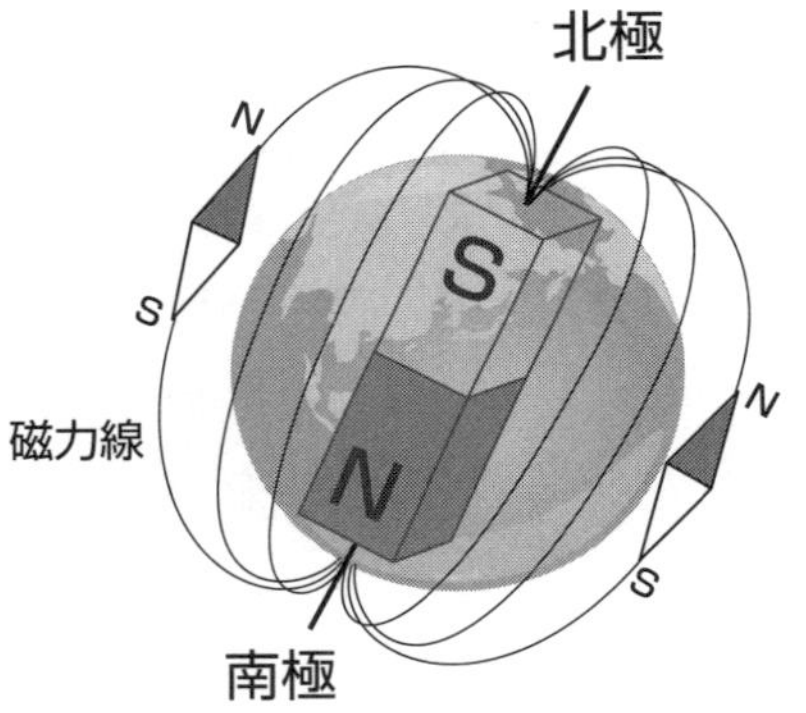

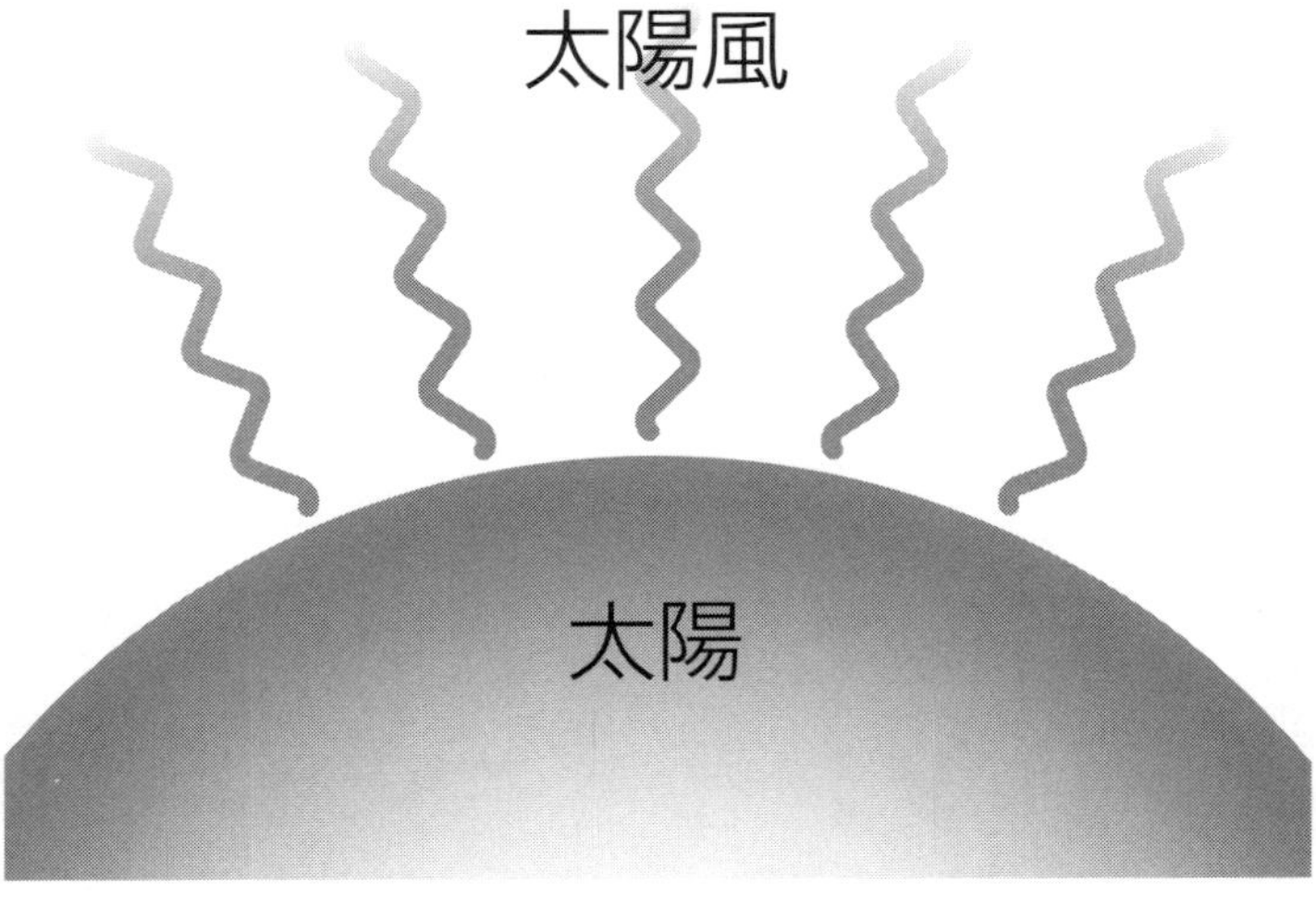

地球は24時間で自転し、
365日かけて太陽の周りを公転する

る。全ての生命は、この電氣によって生かされているのだ。この電氣とは、大自然界から発生する空氣、重力、遠心力、雷、雪、雨、日光等の根本的な働きであり、大宇宙の真空状態の根本的な働きも、この電氣から成り立っている。要するに、生命エネルギーの源でもある。

そして、人間は夜の眠りを通し大自然の電氣を利用して、生命エネルギーを充電している生命体であり、自然治癒力の根源エネルギーでもある。

また、人間の生命の創造も、精子と卵子という電氣の結合により受精し、赤ちゃんとして生命が発生する。赤ちゃんは「授かり物」と言われるゆえんもこれによる。

このように、生命ある地球を含む大宇宙の全てのものは、大自然という電氣によって生かされて生きている生命体であり、この生命の源は、前述した通り、電氣を源として生命エネルギーから成り立っているのである。

人間の生命の源は生命エネルギーであり電氣で成り立っている

人間は誰でも、いや、植物、動物等全ての生命の体内には電氣が流れ、それが生命として成り立っている。こんな事を言うと誰でも不思議に思うだろうが、これはまぎれもない真実なのである。

大宇宙、大自然には、生命という電氣が充満していて、生命ある全てのものは、この大自然から発生し、その電氣をエネルギーとして生命をもつ諸生物が存在しているのである。人間の生命もしかりである。

言いかえれば、自然によって生かされて生きているという事は、この大自然の電氣によって生かされているという事である。従って、人間に生命ある限り、大自然の電氣エネルギーは誰にも備わっており、それは自然治癒力の根源のエネルギーでもある。

誰でも、人間とは目に見える肉体が全てと思い、その中にある生命（自然）というものを見逃してしまう。しかし、人間とは生命ある自然の一部なのである。

にもかかわらず、現代医学をはじめとして整体等も全ての基本は、解剖学的な身体主体の三次元の治療がほとんどなのである。ミクロ的に縮小して研究が成り立ち、分析医学が主流で、目に見える範囲の医学であり、対症療法に終始している。

対症療法については、例えば緊急の事故での出血を止め、瞬時に体内を撮影するＭＲＩ等の技術の進歩は素晴らしく、昔よりも長生きができるのは、現代医学のおかげと私は思っている。よって現代医学には賛成である。

しかし、自然治癒力とは四次元の働きである。マクロ的に拡大して、宇宙を主体として生命ある地球、そこに住む人間、動物等はこの生命との各々のつながりを通して成り立っているのである。そして、その源になるものが生命というエネルギーであり、開放系システムで成り立っていると私は確信しているのである。

睡眠（熟睡）は、四次元への自然治癒力の旅立ち

私は以前眠る前に不思議な体験をし、今でも当時の事を鮮明に覚えているので話してみよう。

それは、眠りに入る前の寸前の映像である。布団に入り、眠氣が発生し、眠る寸前に私の脳裏に二本の黒と白の帯状の線が高速でうず巻き、ラセン状に回転し、私が円すい形の中に吸い込まれて巻きこまれそうになった状態で瞬間にフッと目が覚めたのである。

もし、その状態に任せていたら自然に眠ってしまっただろう。

人間が眠るという事は、まず全身がリラックスし、脳が意識（左脳）から解放され、無意識状態（右脳）になる事によりこのラセンのうずに巻きこまれ眠りに入るという事である。言いかえれば、大自然の四次元への旅立ちである。

人間を含む全ての生命ある生物は、自然によって生かされて生きているからである。

私は、この体験から睡眠とは、生命の根源であり、生命の鍵でもあり、神の領域であると感じたのである。

私は、この睡眠は、人間の本体は電氣から成っているので脳を含む全細胞は、電氣の放電と充電という重要な働きがあり大自然と人間は、これを繰り返しながら電氣と交流する事によって生命を充電しながら営んでいるのである。

さらに睡眠には、最も重要な働きがあるのである。睡眠は、さらに眠りが最も深くなると、「熟睡」という四次元の自然治癒力の世界に到達するのである。詳しくは、後述する第三章の睡眠治癒系システムに書いてあるので参照されたい。

現代医学の大盲点。
人間の生命の源泉・生命エネルギーとは

人間の本体は、生命エネルギーという電氣で成り立っている。この電氣の働きによって人間が誕生し、人生を過ごし、この電氣の消失によって死を迎え、大自然の電氣の元に帰っていくのである。これが、人間の生命エネルギーの一生である。

この生命エネルギーという重要な生命の根本を見落としていることが現代医学の盲点である。

また、人間の心も電氣から成っており、プラス志向に使えばこの生命エネルギーは高まって健康になり、逆にマイナス志向に使えばこの生命エネルギーは欠乏して細胞を破壊的に導くという諸刃の剣で成り立っている。

従って、この原理を知っていても知らなくても、生命エネルギーという電氣をプラスに使うかマイナスに使うかで健康にもなり、病気にもなるのである。大切な事は、この生命エネルギーの使い方である。

私の治療の根本は、この生命エネルギーを高め、健康にする事である。

それは、病気になって悩む病人の心のマイナスの電氣で欠乏している生命エネルギーをプラスに高め、自然治癒力を高める事にある。

また、人間は大自然に充満している生命エネルギーという電氣を、睡眠を通して充電しているので、この生命エネルギーは、熟睡する事によって最高に働くのである。

健康な人は常に熟睡によって生命エネルギーが高まり、病気の人は眠れず、生命エネルギーが欠乏して病気に悩む。生命エネルギーを使わずに病院の薬に頼っている人があまりにも多いのである。そして人間は、この生命エネルギーを通して肉体を養っているのである。

病気になり病院に入院すると、食事のできない人には点滴を使って血管から栄養が補給されるが、これでは生命エネルギーは造れないのである。

生命エネルギーは口から食物を通して胃に入り、胃で消化され、腸で吸収され、血と肉になり、人間の生命ある肉体は成り立っているのである。

この腸は肚の源泉の場所でもあり、腸で食物を吸収する事によって生命エネルギーが生産され、肉体の細胞を造っているのであり、生命エネルギーを生産する根源のエネルギーは人間に備わる本来の眠り（熟睡）によって得られる。従って、病院でも点滴をやめて食事ができるようになると、早く健康になる事が証明されており、これは生命エネルギーが高まるためである。

人間の肉体を造る細胞と生命エネルギーは、このような関係で成り立っているのである。

このように、夜の眠りを通して、人間の根本の生命エネルギーは充電され、食事を摂る事によって、肉体の細胞を造る生命エネルギーは生産されるのである。人間は大自然の生命エネルギーによって生かされ、肉体もこの生命エネルギーにより成り立ち、生きているのである。

この生命エネルギーは熟睡する事によって充電されるが、日常生活での「心の持ち方」によって、さらに生命エネルギーを高め健康になれるのである。そのためには、常に感謝の心を持ち、心を大自然に向かって開放する事である。この状態にある時、人間の六十兆の細胞は大自然の電氣と交流し、活性化し、若返り、本来の健康になれるのである。

これが、宗教で言う感謝する事の重要性である。この感謝するという事は、心をプラス志向に使い、開放するという事である。

人間の六十兆の細胞は、陽子と中性子、電子という三つの電氣によって成り立っている

地球のあらゆる物質は、人間の身体も、動物、植物、鉄も全て、分子によって構成されている。そして人間の細胞も分子からなり、それをさらに分解してゆくと、中心にプラスの電氣をもった陽子と中性子とで成る原子核があり、その周りを、マイナスの電氣をもった電子が回っているのである（次ページの図参照）。このように、細胞自体は三つの電氣で成り立っているが、生命ある人間の細胞は、物質と心とつながる電氣の二つから成り、心の電氣はそれを支配しているのである。

人間の六十兆の細胞は、このように電氣の働きによって成り立ち、陽子、中性子、電子の三種類で構成されているのであり、最終的には素粒子になり、波動エネルギーという電氣の波になる。よって、人間の身体を構成する細胞は、電氣の働きによって成り立ち、生かされているのである。それはつまり、目も、口も、血液も、骨格も、筋肉も、内臓も、全て人間に備わる細胞の根本は「電氣の働きによって営まれている」という事である。

さらに、健康な状態も、ガン、椎間板ヘルニア、腰痛等、人間に発生する全ての病気もこの

人間の細胞自体を構成する３つの電氣

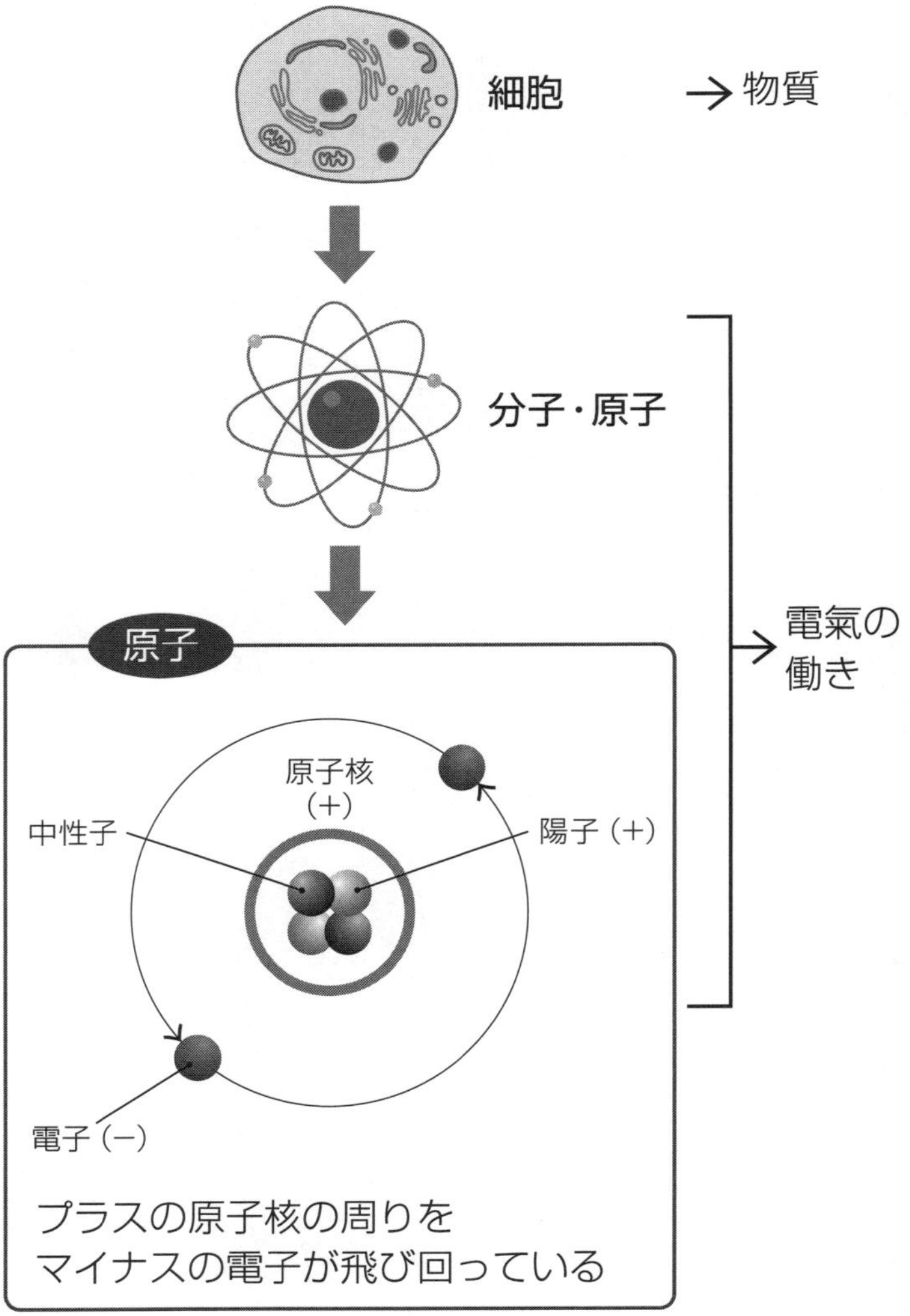

電氣の影響を受けているという事である。従って、病気とは「病む電氣」と書くのである。

これらから理解できる事は、人間は電氣の働きによって生かされているということである。

そして、これらの電氣を生かしている働きが「心」なのである。

要するに、全ての細胞は心という電氣によって支配されているのである。

現代医学の盲点／「心は六十兆の細胞を支配している」を詳しく解剖して説明する

細胞自体は三つの電氣で成り立っているが、生命ある人間の細胞は、「物質」とそれを支配する「二つの電氣」から成っている（次ページの図参照）。

まず、一つ目の電氣は、大元の人間の「心」という全細胞を支配するものであり、二つ目の電氣は、それによって支配されているそれぞれの細胞を構成している「心の造る鋳型」から成るものである。生命ある細胞とは、このように物質とそれを支配する二つの電氣によって構成されているということを覚えておいてもらいたい。

「心が六十兆の細胞を支配している」と言う原理は、この細胞とは一般的には「肉の物質」と見るが、生命ある人間の細胞は心という電氣によって支配されていて、その源は、細胞は「心

物質としての細胞と生命としての細胞

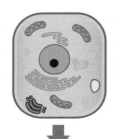

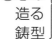

細胞
という名の
肉の物質 → 生命のない
物質
（陽子、中性子、
マイナスの電子
の3つの電氣
で成り立つ）

心とつながる
心の造る鋳型
①心
②心の
造る
鋳型
} 2つの
電氣

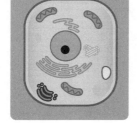

生命のある
細胞。細胞は、
物質と心の造る
鋳型と合体
している

→ 生命ある
細胞は
心の電氣
によって
支配されて
いる

細胞は物質と電氣（心）からなっている。
そして、心をつくる鋳型は細胞（物質）を支配しているの造る鋳型」と一体になっているのである。そして「この心の造る鋳型」は、心と直結していて、その心によって「心の造る鋳型」は支配されていて、さらにこの「心の造る鋳型」は細胞を支配するという関係で成り立っているのである。要するに「心は六十兆の『心の造る鋳型』を通して六十兆の細胞を支配している」という事である。

この関係を、胃を例にとって説明しよう（次ページの図参照）。前述したように胃という細胞は肉という物質に過ぎず、また生命ある人間の胃は、肉細胞という物質とそれを支配している「心の造る鋳型」と一体に成っている。そして、この「心の造る鋳型」は、心によって支配されているので、心がプラス志向で楽しい、嬉しい時は、それとつながる「心の造る鋳型」を通して、胃という物質の細胞の新陳代謝を正常化、健康化させると共に、消化作用、吸収作用、蠕動運動を高め、本来の健康な胃の働きができるのである。

この「プラス志向」の時の六十兆の細胞は、その「心の造る鋳型」を通して、またこの「心の造る鋳型」は全細胞に備わっているので、胃のみではなく、臓器、器官の全てが健康化する。従って、治療で重心を直す事により全細胞が健康化するので、一瞬にして全症状が自然治癒力によって正常に戻るのである。従って、心は六十兆の細胞を支配しているという事は「心は六十兆の『心の造る鋳型』を通して、六十兆の細胞を支配している」という事である。

さらに、ガンと細胞との関係は、第五章で詳しく述べるが、ここでも簡単に述べてみよう。

健康な胃と心と心の造る鋳型とのつながりの関係

心がプラス志向の状態の時

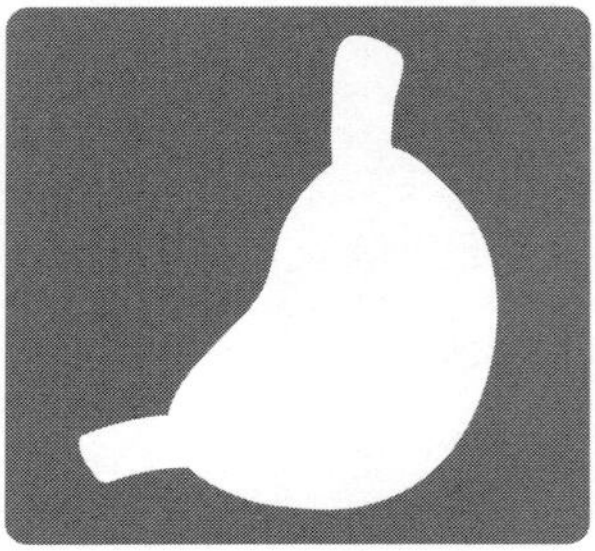

●電氣（心）から成る
心の造る鋳型。
細胞の新陳代謝を正常化し、消化・吸収作用、蠕動運動を高める

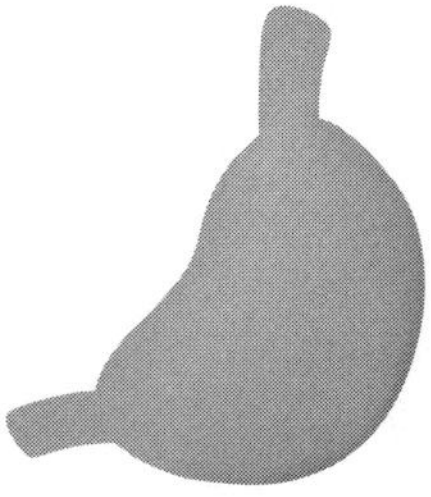

●物質の肉
肉体の胃

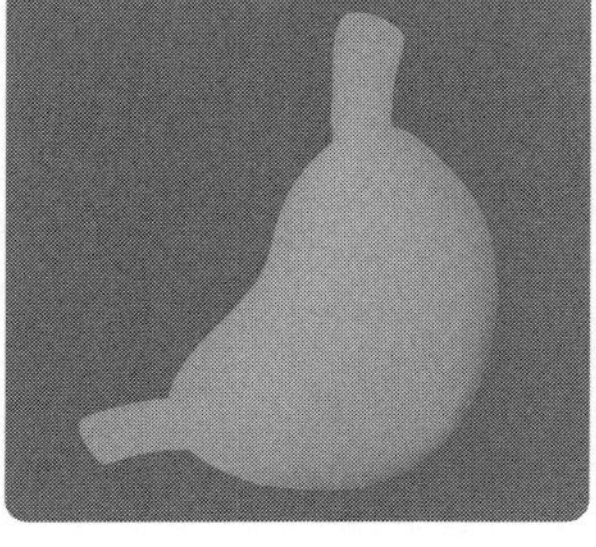

●生命のある胃
（心がプラス志向の状態）
健康な胃。
胃と心の造る鋳型は同体

私は、ガンも細胞に発生するという事はこの原理と一緒であると考える。実際に、この原理を使ってガンが治った人が現れ実証されたのである。しかし、この原理が全部のガン患者に当てはまるかどうかは研究中である。

ガンは、精神的、肉体的ストレス等の強いストレスが長期間に渡り続き、それが潜在意識に蓄積され、さらに、心が病み、それが「心の造る鋳型」を通して、胃という肉の細胞にガンが発生するのである。このような原因によって胃の細胞にガンが発生するが、その主因は胃ではなく、胃の細胞と同体になっている「心の造る鋳型」なのであるから、その心の源のストレスを取り、前向きに、心を切り替える事が、この胃のガンを治す事なのである。

このように、心は「心の鋳型」を通してガン細胞とつながっているのである。

従って「心は六十兆の細胞を支配している」という事である。

不妊症は生命エネルギーを高めれば九十パーセントは自然に妊娠する

不妊症は、産婦人科で専門的な治療が行われる（男性の場合は、泌尿器科の場合もある）。治療の主体は、女性の場合は生理と排卵の有無との関係というように、生殖器が主体であり、また男性の場合も精子の数が多いか少ないかという生殖器の機能を主体とした検査が基本である。そして私の経験では、不妊症の原因は八割方女性にあるのである。

現代医学の産婦人科は、身体主体の対症医学であり、人間の生命を忘れた医学である。妊娠とは「生命を授かる」という事であり、この主は産婦人科の医師ではなく、四次元の人智を超えた領域の自然という生命エネルギーである。

この理由により、産婦人科での不妊治療は「生命エネルギー」の事が全く理解されていないために限界があり、これこそ現代医学の盲点である。

その反面、私の治療はこの生命エネルギーを百パーセント使って治療をするので、治療すること自体が不妊治療にも適している。妊娠に必要な、根本の生命エネルギーを高める事ができるからである。

今までの経験でわかった事だが、不妊症で悩む夫婦は、「今までの夫婦の営みの結果、なかなか赤ちゃんに恵まれない」というストレスが不妊症の最大の原因であり、まず、このストレスを取る事が大切なのである。私の治療は、まずこのストレスという心の壁を破り、開放する。それだけで、自然に妊娠をする人が多いのである。それは今までの多くの人が、この治療で赤ちゃんを授かっている事からも証明されている。

二年前に、当院へ不妊治療に訪れた婦人（当時三十三歳）は、結婚して五年がたつが赤ちゃんに恵まれず、不妊治療で三年間病院に通っていたものの、あまりにも治療費が高くて通えなくなり、半分は諦めていたが、私の治療を十五回受けると生理が始まり、二ヶ月後には、めでたく妊娠し一年後には赤ちゃんが誕生したのである。

この人も今までの不妊治療で、赤ちゃんが欲しいと思う心のストレスが常に潜在意識にあり、それにとらわれていた結果、妊娠という生理機能を抑えてしまい、妊娠ができなかったのである。それが、治療を受ける事によって重心が整い、心が開放されて生命エネルギーが高まり、自然に妊娠に至ったのである。

不妊女性の多くは、身体の機能の障害によって生理痛をはじめ、腰痛、頭痛等、何かしらの生命エネルギーを欠乏させるような病状がある。妊娠するためにはまず治療を通して重心を直し、自然治癒力を使ってこのような病状を治し、健康体になり生命エネルギーを高める事が必要である。

妊娠をするという事は、男性の精子と女性の卵子という電氣の結合であり、そのためにはお互いの生命エネルギーの高まりが必要である。男性の精子という電氣と、女性の卵子という電氣が結合し、そして、その時に爆発が起こり妊娠するのである。

たとえ精子と卵子が結合し受精しても、この生命エネルギーが欠乏し、低下していれば、爆発も発生しないので、妊娠はできないのである。

このように、現代医学の産婦人科では、生命エネルギーの事が盲点なので、なかなか妊娠が難しく、「授かりもの」と言われているように、「赤ちゃんは自然からの授かりもの」であり、自然抜きでは不可能なのである。その自然とは自然治癒力であり、生命エネルギーなのである。

人間は自然によって生かされている生命体であり、誰にでも平等に自然治癒力が備わっている

私が常に思っている事は、人間は生きているのではなく、自然によって生かされているという心理である。この自然の「生かされ」の力によって人間の生命が成り立ち、それが健康にも病気にも作用しているのである。

人間は生命を養うために食事をするが、その食物が胃や腸で吸収され、血や肉や骨になる働きも自然の「生かされ」の働きである。睡眠中でも心臓は働き、寝返りを打ち、汗をかくのも、自分の意志の働きではなく、自然の「生かされ」の力が働いているのである。よって、人間には生命ある限り、誰にも平等に「生かされ」の働きの自然治癒力が備わっているのである。

それが現在では、この自然治癒力という言葉すら聞かなくなってしまったのである。現代医学は目に見える「生きている部分」が専門分野となり、目に見えない「生かされ」の部分は盲

点になっているというのが真実である。私の治療は、この目に見えない「生かされ」の自然の力を主体とした自然治癒力を重要視している。

これからの時代は、自然治癒力を使って病気を治す時代になるだろう。それは人間は自然によって生かされ生きている生命体だからである。

現代医学には存在しない神経。大自然と人間は他律神経という電氣でつながっている

人間の本体は、二つの心から成る生命体である。

人間は自然によって生かされ生きている生命体であり、その一つの心が「大自然の心」であり、二つ目の心はそれによって生かされている「人間の心（魂）」である。そしてこの二つの心は、電氣エネルギーという働きでつながり、切っても切れない関係になっている。

この「大自然の心」と、「人間の心（魂）」が重なり、まず一つ目の重なる心「重心」という生命が誕生する。その大自然と人間をつなげる神経が、次項で説明する他律神経である。生命とはこのように、大自然と人間をつなぐ他律神経を通して、電氣の交流が行われ、開放系システムになっている。それは、人間は自然によって生かされ生きている生命体であるという理

由による。

その反面、死とは人間の心という魂の電氣が肉体から消失し、大自然へ帰るという事であるのである。

現代医学の盲点／目には見えないが生命ある人間には誰にもある神経。他律神経とは開放系システムであり、自然治癒力とつながる重要な神経である

他律神経は重要なキーワードなので詳しく説明しよう（85ページの図参照）。

現代医学は、人間を閉鎖系の物質として見るので、他律神経は盲点になっている。他律神経は実在する神経である。ただし、目には見えないが、生命ある全てのものは、強い弱いという差はあるものの、大自然とつながり毎日の生命を営んでいるのである。

詳しくは前述したので省くが、人間の細胞を細かく分解していくと、最後には波動エネルギーという電氣の波になり、大自然の波動と交流しているのである。

人間には心という電氣から成る波動があり、さらに身体という物質がある。各自の波動は異なり、健康な人もいれば、病気、不幸等でマイナス志向に陥る人もいる。

その一方で、大自然の電氣から成る波動は常にプラス志向で、人類を進歩、発展、健康に導

くため、人間各自の波動も心を通してプラス志向になり、同時に大自然と合わせる事により大自然と調和し、生命エネルギーという自然治癒力が働く構造になっているのである。

このように各々の人間は、心という電氣から成り、波動を常に出し、大自然と交流しているのである。この波動を他律神経といい、これを通して人間は大自然と開放系システムで成り立っているのである。そして心と身体が調和し、重心が整うと肚に力が入り、他律神経とつながり自然治癒力が働くという事である。そして、この他律神経が整うと、自然に自律神経も整うのである。よって、大自然―他律神経―人間―自律神経―自然治癒力というつながりが発生するのである。

この他律神経は、生命ある限り人間は常に大自然とつながり、生命を営み、死をもって生命は肉体を去り、他律神経を通して大自然へと帰ってゆくのである。また、この他律神経は大自然のみならず、生命ある全ての人間、植物、動物を含む生命と波動を通してつながっているのである。

病気になるのも、治るのも、同じ心の力のエネルギーである

私が重要視する「心」は、具象化することで言葉になり、魂が宿ることで言霊と言われる。言葉には魂が宿り、心は電氣エネルギーを備えているために、人を殺す事も活かす事もできる諸刃の剣である。要するに、心には魂が宿り言霊でもある。ちなみに「言霊」とは、『広辞苑』によると、「言葉に宿っている不思議な霊威」ということになる。

人間は自然によって生かされて生きている。そして前述したように、人間の心は二つの心から成り立ち、大自然という莫大な心のエネルギーと人間の心は一体になっているのである。この二つの心は、電氣エネルギーという働きでつながり、切っても切れない関係になっている。よって、心は膨大なエネルギーを備えているということである。例えば「心」に関係する言葉には必ず共通して、心のエネルギーの働きが含まれている事に気付くだろう。

元氣＝元のプラスの心の電氣

病気＝病んでいるマイナスの心の電氣

やる氣＝行動の旺盛なプラスの心の電氣

頭痛＝痛みというマイナスの心の頭

このように、三次元に住む人間には、この電氣エネルギーをプラスの心に使う人とマイナスの心に使う人の両方がある。健康な人、幸運な人、病気の人、ガンの人、うつ病の人等、さまざまな人が、入り交じっているのである。

心には魂が宿り、膨大なエネルギーを備えているために、心の使い方は重要である。心を建設的にプラスに使えば健康になり、その反対にマイナスに破壊的に使えば病気を招くという事である。

従って、病気になるのも治るのも、心の力の働きであり、心には電氣エネルギーという力が働くからである。

現代医学の盲点／「三次元（左脳）の現代医学と整体（骨格主体）の世界」と「四次元（右脳）の自然治癒力の世界」の違い

現在は、空間の縦・横・高さからなる三次元の目で認識する事のできる世界であり、現代医学の基本は三次元の範囲の中での検査・診断・治療という対症療法で成り立っている。

従って、病気を治すのは注射であり、薬であり、手術である。

これは、機械が故障し、悪い部分を修理したり取り替えたりする方法である。要するに、これらの行為は、三次元という空間の中での修理である。

この三次元の世界は、人間の脳は左脳と右脳からなり、左脳主体の主な働きである理論・分析中心の世界である。

そして、四次元というあまり知られていない世界がある。

この世界は、空間の三次元にもう一つの時間という一次元を加えた時空の世界である。

私がいう大自然とは、この時空の四次元の世界であり、現在の三次元の世界では次元が全く違うために説明が難しい世界である。

しかし、この三次元にいながら四次元の世界を知る方法があるのである。それは人間の原点に帰ればわかるが、「赤ちゃんを授かる」ということは、この目には見えない四次元の大自然の意思により、その自然の一部である三次元にいる人間である夫婦を通して赤ちゃんを授かるという事であり、三次元にいる夫婦は赤ちゃんを創造することも、男か女の選択もできないという事からも、四次元という大自然という次元がなければ説明ができないのである。

この事から病気や怪我の時も人間の創造は四次元の大自然によって人間（肉体）は造られたのであるから、三次元にいる我々は、四次元の大自然にある自然治癒力を使う事によって病気を治すことができるのである。

要するに、人間の創造は四次元の大自然であり、この自然が病気を治すのであり、三次元にいる人間からなる医師が病気を治すのではないという事である。要するに、病気は医師ではなく、自分以外には治せないという事である。

話は戻るが、赤ちゃんを創造するのは、四次元の大自然であるという事は説明したが、その自然の一部の人間にできる事は「キッカケ」を造るだけなのである。その結果、赤ちゃんが誕生する。よって、人間は前述したように大自然（四次元）によって生かされ生きている（三次元）という説が成り立つのである。

このように、人間は三次元の世界にいるので四次元の世界は未知の世界であり、私が想像するには、この四次元の大自然は自然治癒力をはじめ、全ての宝の宝庫でまだ未発見の物が手付かずのまま数多く埋蔵され、眠ったままであり、これらを三次元の現在にいかに引き出すかが重要なのである。それには、人間に備わる四次元とつながる右脳を通して直感、ひらめき、感性（自然から学ぶ）、自動書記を使って四次元の扉を開くことである。

今までの多くの発明・発見は、このような過程を通して発見されたのである。

この本は、この方法で書いた書である。最後に書いてある「自動書記」は重要なので、簡単に述べてみよう。これは瞑想中に四次元の世界から教示される言葉をそのまま書いた文章の事をいい、これはお釈迦様が瞑想中に書記したといわれる「般若心経」の仏典は有名である。

現代医学への警鐘／病気を治す根本は三次元の医師ではなく、四次元の人間の創造主の大自然なり

現代人のほとんどの人は、病気になれば三次元の現在ある現代医学の整形外科、内科、外科、眼科、耳鼻科等に通院し、パソコン医学を通して、病名を付け最終的に薬や手術で終わるこのような現代医学に頼っている人が余りに多いのである。さらにそれを治す主体は三次元の医者なのである。

要するに、現代医学は、三次元の目に見える範囲の治療であり、一時的に治す医学であり、根本から病気を治す事を目的としない医学なのである。さらに薬の副作用により病気を増やす医学でもある。

このように、三次元の中での発展の医学では根本から病気は治らないという事である。断っておくが、私は現代医学を悪く批判しているのではなく、現状をそのまま話しているのであり、警鐘である。私の治療のように四次元にある人間の創造主の大自然から成る自然治癒力を使えば、病院では治らない病気が根本から治る事が多いのである。

その原因は、「人間は自然によって生かされて生きている生命体であり、人間には誰にも平

等に自然治癒力という主治医が元々あり、それが発揮されるからである。」

さらに、私の治療では、心身一如で診るので全ての症状が根本から治るのである。

病気は自分で造っているものであり、それを治すのは三次元にいる医師や薬ではなく、各自に備わる四次元から与えられている自然治癒力なのである。

三次元にいる私の治療師にできる事は、その病気を治すキッカケに過ぎないのである。

生命の誕生も、夫婦のキッカケで赤ちゃんができるように、生命力という自然治癒力も治療師という治療の「キッカケ」によって、病人の生命力（自然治癒力）が誕生し治るのである。

病気は、このような過程を通して治るように設計されているのである。

自然治癒力の原点、人間に備わる浮力という斥力の重要な働き

例えば、船は航海する時に燃料を使って、エンジンの働きで動いていると多くの人が思っているが、これは目に見える部分だけの判断で、重要な事が抜けている。船に備わる「浮力」という自然の重要なチカラの働きが抜けているのである。船は浮力によって海に浮き、浮力を使って船は進み、さらにエンジンの働きによって、スピードが増すのである。

同様に、リニアモーターカーは、電磁石を使って、浮力という自然の働きで浮くことによって走れるのである。飛行機もエンジンを使って飛んでいるのではなく、浮力という自然のチカラを使って浮き、さらに、エンジンの働きで速く飛ぶ事ができるのである。

これらの三つの例からもわかるように、地球上で動くためには、常に一Gという重力があるために、常に浮力という重力に対抗する働きが全ての物に必要なのである。

人間もしかりである。では、皆さんにはわかるだろうか？　人間は、どのようにして浮力を使って行動しているかを——。この存在さえわからない人が多いのではないだろうか？　しかしこれは、誰でもプラス志向になれば発生する力なのである。

私は合氣道を通してこの浮く力を体感したが、最初の頃は不思議に思っていたのだが、合氣道の修業を重ねると共に、この浮く力の存在を体感することができるようになったのである。

重心が正しい肚の位置にくると、自然にこの浮くチカラによって、フワーッと身体が浮き、無重力状態になり、重力を感じなくなってしまうのである。

今でもはっきりと覚えているが、この体験は衝撃だった。地球上にいながら重力を感じない状態になり、まるで雲の上にいるように全身がフワフワと軽くなってしまったのである。

一度この体験をしてからは、常にこの状態になっている。

そして、私が治療した後、多くの患者さんが共通して、「雲の上にいるようで軽い」「フワフワ浮いているように軽くて気持ちいい」「重力を感じない」というように、この「浮く」という表現を無意識のうちに口にしているのである。これは、重心が整うと重力が抜けるためである。これが「斥力」である。要するに、遠心力と求心力が調和した状態なのである。

最初の頃は、この「浮く」という表現を理解する事ができなかったが、実際に私が合氣道を通して体感したので、この意味が身体を通してわかったのである。

それでは、この「浮く感覚」すなわち斥力について述べてみよう。

斥力という不思議な誰にも備わる働き。それは生命エネルギーから発生する電氣

斥力とは、重心が整い、肚に力が入ると発生する生命エネルギーから発生する電氣である。プラスの電氣（心）を帯び、マイナスの電氣（心）を浄化し、体温を上昇させ、無重力化する働きがある。これは、笑顔の状態と同じでもある。

このプラスの電氣とは、電氣の具象化であるプラスの心そのものである、明るい、楽しい、嬉しい、喜びといったプラスの感情が電化されたものであり、自然治癒力の働きでもある。

よって、この働きが、治療を通して患者さんの心をプラス志向に変えるのである。

私の治療では他動的に斥力を発生させ、マイナスの電氣をプラスの電氣に変えているが、明るい、楽しい、喜びという感情がわくと、誰でも自然に体内から斥力が発生するのである。

例えば、受験生が合格発表の時に自分の番号を見つけた途端に、嬉しさのあまり欣喜雀躍して、バンザイをして自然に飛び上がる仕草は、まさしく斥力を発揮している状態なのである。

体内に遠心力が働いて自然に飛び上がり、無重力になり、気分は浮きたち、身体は全く重力を感じない状態になっているのである。この時の心は、プラスの電氣で満たされている。

その反面、マイナスの電氣とは、悩み、呪い、悲しみというようなマイナスの心が電化され、具象化されたものであり、主にストレスという破壊に導く病気の種になる電氣をいう。適度なマイナスの電氣の発生は健康には全く影響はしないが、過度に毎日続くと病気を招くので、注意する必要がある。譬えると、不合格だった場合、受験生は気持ちが落胆し、両肩を落とし姿勢も弱々しく、身体全体は重く、さらに足取りまで重くなる。

これは斥力が萎縮した状態である。体温は下がり、血色も悪く、地球に対する求心力が働くのであり、この状態の時はマイナスの電氣で満たされている。

この二つの例からわかるように、地球には重力があり、誰に対しても自然に求心力が働くために姿勢が狂いやすく、マイナス思考になりやすいので、心は常に前向きに明るくなっていなければいけない。それは、明るいプラスの心は遠心力が働き、暗いマイナスの心は求心力が働

地球の自転と求心力・遠心力

地球の質量が大きいため、
その中心に向かって
求心力が働いている

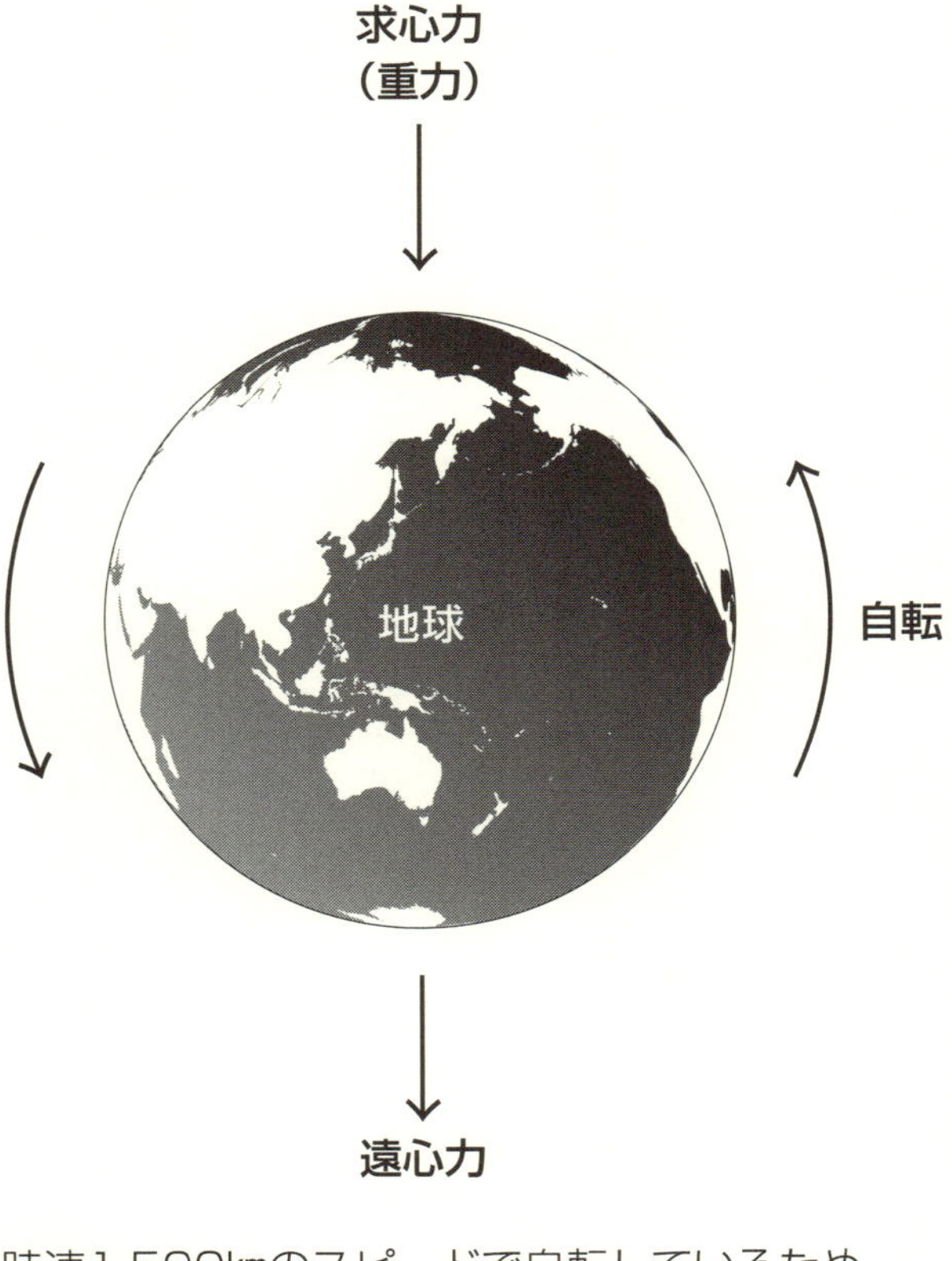

地球は時速1,500kmのスピードで自転しているため、
遠心力が働いている

くというように、心の状態が健康に影響を与えているからである。
要するに、斥力とは遠心力の働きでもある。

自然から学んだ、最も大切な斥力の働きとは

身体にかかる重力を体重という。地球上にいる限り誰でも、体重計に現れる数字の分だけ、重力を身体に受けている。実際には何万トンという数字には現れない莫大な気圧を受けているが、それを感じないのは身体に工夫がされているためなのである。

重心が整うと、人間は約六十兆個の細胞から成り、その細胞は電氣から成り、さらに個々の細胞が活性化する事により電氣が発生すると共に、体内反発遠心力（膨張力）が働き、重力に反発する「浮く力」、すなわち斥力が働くのである。その働きが重力に勝るために、人間は重力を感じないのである。

また前述したように、人間の各関節間には電氣の充電器のような働きがあり、重心が整い、斥力の働きによって体内電圧が高まると、各関節間に自然に隙間が生じ、生命エネルギーが高まり、自然治癒力の働きにより正しい関節に戻るのである。この隙間は関節だけではなく、全

内臓間にも働くのである。

従って、膝関節の変形や椎間板ヘルニア等の関節の不具合は、この斥力の働きによって正常な細胞が生まれ、再生され回復するのである。

私はこの重要性に気付き、これを専門に研究した結果、重要な事がわかってきたのである。

加齢と共に関節間に隙間がなくなり、磨り減ったり、膝に水が溜まったり、また関節間が変形したりする原因は、徐々に斥力が萎縮し、重力や片寄った身体の使い方等の結果なのである。

重心を直し、正しい姿勢になると、全関節間に斥力が働くのみならず、全細胞にも斥力が働き隙間が発生する事を、治療経験を通して自然から学んだのである。

このように、全関節間、全内臓間、全細胞間に隙間が発生する事によって、生命エネルギーが流れ、さまざまなコミュニケーションを取り合いながら、健康を保っているのである。

斥力で心が変わる理由、治療で心を癒せる理由とは何なのか

前述したように、重心が整うと同時に斥力が発生し、全細胞が高速回転し、体温が上昇し、全細胞が無重力化し正常化し、内分泌ホルモンの分泌によって快い気分に満たされ、全てを忘

れ、快感に満たされる。生命再生時は、快を伴うのである（無重力化とは、全細胞が活性化し、浮く感覚になる事）。ただし、自律神経の乱れている人は、すぐにではなく、徐々に感じられるようになってくる。

また、この斥力が発揮されると、自律神経の副交感神経が働き、体温の上昇により免疫細胞であるリンパ球が増加すると共に、悩み、痛み、悲しみという精神的ストレスを解消し、骨格のズレを直し、骨を再生する、血液をサラサラにして正常化する、活性酸素を除去する、重力を抜くなどの働きをする。さらに、ガンにも効果があるのである。

そして、いつも治療をしていて感じている事だが、九割の人は、治療後、自然に笑顔になるのである。一般的に笑顔は面白い事、おかしい事、また、自分を良く見せる時の反応として自然に表情に現れるものであるが、それが治療が終わった途端に現れるのを不思議に思っていたが、斥力の発揮によって重力が抜け、浮遊感（無重力）に満たされ、心がプラス志向に変わったサインであると確信したのである。

これからわかる事は、自然に心が明るく前向きに変化するという事である。

要するに、痛い、辛い、重い、悩み、悲しみ、ストレス等の一種の重力というマイナスの心から解放され、心がプラス志向に変ったのである（重力体→無重力体）。心は全細胞を支配しているので、心の変化は、全細胞の新陳代謝（リズム）を正常化させる事につながるのである。

よって、ガン細胞もこの方法によって正常化するのである。

また、長時間の無重力状態は身体を弱めるが、適度な重力の元で、治療を通して重力を抜く事は大切である。地球には重力があり、さらに人間の体内には悩み、悲しみという体内重力があり、それがストレスとして心や身体を狂わす原因になっている。それを時々抜く必要があり、それが私の治療の基本であり、重力を抜き、無重力化させて、体内時計を回復させ、熟睡を回復させるのである。このように、定期的に治療をする事が病気の予防になるのである。

私が思うには、ストレスとは心が悩み、悲しみをつかんで離さない状態であり、それを離せば心は正常化するのである。ストレスという重力の重しが悩み、悲しみだとすれば、斥力の働きによる無重力化によって重しが離れ、解消するという事であり、心が変わるという訳である。

これが、斥力の働きなのである。このようにして重心が整うと、自然治癒力治癒系システムが働き、病気が治るのである。

重心と斥力、そして自然治癒力とのつながりの関係

一般の鉄は分子の各々の配列がバラバラなので磁力は発生しないが、その鉄に、強力な電氣

を通すと、各々の鉄の配列が瞬時に整い、磁力が発生し、強力な吸引力が発生し磁石に変わるのである。

この原理を使って説明すると、人間の六十兆の細胞も健康なプラスの電氣をもつ細胞、また病気というマイナスの電氣をもつ細胞等が入り混じっているが、そこに重心を整え、斥力を発生させ、強力な電氣が発生すると、個々の細胞はプラスの細胞はさらに強力なプラスの細胞になり、マイナスの細胞という電氣も健康というプラスの電氣細胞に変わり、全六十兆の細胞は健康というプラスの電氣の細胞の配列に変わるのである。

これが自然治癒力の働きである。

要するに、これが重心を整えると斥力が発生し、病気が治る原理である。

新発見の説。感性で学んだ現代医学の盲点、血液は骨髄という骨で作られているのではない

現代医学は、三次元の完成された世界で人間を物質として身体を診る医学である。例えば造血を調べるときに、骨髄の中にはたくさんの血液が含まれているので、そこが血液を造る場所であると決めつけ、これが現代医学の定説になってしまったようである。

信じられないかもしれないが、私の説は、骨髄は血液によって養われているのであり、血液を造っている所ではないという事を感性を通して学んだのである。

人間の全細胞は、骨を含め、血液も、全ての物が大自然の生命エネルギーという電氣によって作られているのであり、骨髄という物質で血液が作られているのではない。

生命ある人間ではなく、三次元の身体という物質の中で血液をいくら調べても、それは死人であり、生命ある人間とは全く違うのである。そこには生命エネルギーはないのである。

このように、生命ある人間の血液は、骨髄ではなく、睡眠中に大自然の生命エネルギー（電氣）によって血管内で造られているのである（詳しくは後述する）。

しかし現代医学は三次元の世界の医学であり、四次元の自然（生命エネルギー）は盲点であるために、血液は骨髄で造られるという説になってしまうのである。

これは私の仮説だが、この血液の成り立ちを考える場合に、まず人間の誕生に遡って考える必要がある。

人間は、電氣の刺激によって発射された精子と卵子の結合によって受精し、細胞分裂の繰り返しによって、最終的に赤ちゃんとして誕生する。

精子と卵子が受精し、細胞分裂を繰り返し、全ての器官を造り、最終的に赤ちゃんを創造するのは、人間ではなく、大自然なのである。すなわち、受精時には骨格も内臓もなく、血液もない。これらは、大自然の電氣の働きが造っているのである。この時に血液の元が造られている。

私は長い間、血液は小腸で造られていると思っていたが、受精時には小腸も骨髄もなく、大切な事は物質としての場所ではなく、それを成り立たせている機能であり、働きである。現代医学は三次元の中の完成された人間という物質で考えるので、血液は骨髄で造られているという事になってしまうのである。これは、三次元の世界での定説である。

血液は、睡眠中に、電氣（生命エネルギー）の働きによって造られている

食物が消化・吸収され、血や肉や骨になるように、肉体（細胞）は、電氣（生命エネルギー）の働きによって造られているのである。

そして、さらに大切な事は、血液を造るのは電氣の働きであり、睡眠中に造られているのである。

この治療の世界に入って自然から学んだ中で一番大切な事は睡眠であり、その質である。「熟睡」は最高の眠りなのである。後述するが、治療の目的もここにあり、熟睡の状態になることが、最高の浄化された血液を造るのである。

結論を述べると、血液は睡眠中に、全身の血管内で血液の成分が電氣分解され、再生され、造られているのである。よって、現代医学は三次元の世界の物質（身体）で考えるから、骨髄で血液が造られるという説になってしまうのである。

私の「死生観」「生命（人間）誕生観」とは何かを説く

人間は誰でも「死」と言えばそれで終わりであり、それ以後は何もなくなってしまうと思っている人が多いだろう。

私は、この人間の生命を研究していてわかった事は、人間の生命は、肉体はなくなっても、その生命の根源の魂というものは、永遠に生き続け死ぬ事はないという確信をもっているのである。

要するに、人間としての肉体は、三次元の世界の一時的な姿であり、人間本体の魂は、三次元の世界から四次元の世界に帰るのである。これが人間の死である。それは、私の治療の基本である「人間は自然によって生かされ（四次元）生きている（三次元）生命体」だからである。

これが、私の死生観である。

私はこの死生観よりも、さらに大切な今までに初めて聞くであろう「生命（人間）誕生観」を私の今までの体験を通して自然から学んだのである。

それは、人間が誕生するという事は、四次元の「大自然の意志」によりその生命に使命という任務（仕事）という魂を必ず与え、三次元の夫婦（男・女）を通しその魂を生命に与え、受精という生命を授け妊娠を発生させ、十月十日たつと赤ちゃんという生命が誕生するということなのである。

前述のように、赤ちゃんには、必ず大自然の意志という任務（仕事）が誰にも与えられていて、その与えられた任務につけた人は、使命である天職として輝く人生を送れるが、その反面その使命に一生気付かずに終わってしまう人が多いのである。

人間の生命の誕生の前には、このような大自然のはからいが誰にも必ず与えられ、この三次元の世界に誕生するのである。私は以前、「自分は何のためにこの世に生まれてきたのか」と思っていたが、その答えは幼い頃、常に夢の中で見ていた今の仕事にあったのである。当時はわからなかったが、いつの間にか何かに導かれるように、今の仕事に就いていたのである。それが大自然の使命であり、天職であると気付いたのである。

これが私の自然から学んだ生命（人間）誕生観である。

第二章

現代医学発展への警鐘

自然治癒力の探求こそ生命の根源に迫る道

ある医師から聞いた衝撃的な話。
それは「医学大学病院へは近づくな！」

私は、ある医師から「医学大学病院へは、検査、治療に行ってはいけない」と言う衝撃的な話を聞かされたのである。

誰でも、医学大学病院へ行けば、優秀な専門の医師達が揃い、最新設備の機械などがあり、どんな難病でも発見し治してくれる最高機関であると思っている人が多いだろう。

私は、その医師から言われた事は、「医学大学病院へ行けば、医学大学生のインターンにモルモットにされ、研究材料になってしまう」と忠告されたのである。

その話を、直接聞き、これが医学大学の実態なのかと驚かされたのである。

その話を聞き、亡き私の父もある有名大学病院を市内の病院で紹介され、心臓のペースメーカーを取り付けに行ったのだが、インターンの研究生の医学生達が教授の指示によって、取り付けたのだが、それ以後のペースメーカーの不具合で何回も病院へ通ったのだが、結局は、それを取り付けてから一年余りで亡くなってしまったのである。

そしてこの医師から言われた事が真実であると確信したのであった。

このように、医学生のインターンは、医学大学の病院へやってくる患者さんを直接治療の経験をしてから開業するのであろう。

私はこの話を聞いてから、このような病院へは近づかないように心掛けている。

現代医学（パソコン医学）から完全に消えてしまった「手当て」という生命診断と治療

この頃、患者さん達から現代医学の不満が私の耳に届くのである。

それは、今の医学は全てがオートメーション化してしまい、パソコンを使って検査結果を見ながら診断や治療を行う「パソコン医学」が中心で、本来の医学からどんどんとかけ離れてしまっているという嘆きである。

先日も患者さんが言うには、医師が患者自身の顔さえ見ず、全て目の前のパソコン操作と画像だけで病名が言い渡され、最後に薬が投与されて診察は三分で終わってしまい、身体への触診は一切なく、流れ作業になっていて、そしてその患者さんは最後に、こう付け加えたのである。

「もし、病院が停電にでもなったら現代医学は成り立たないだろう……」と。

その話を聞き、「なるほど」と思ったのである。

現在の患者さんは、昔のような、まず顔を見て、舌を見て、目を見て、そして背中にポンポンと指を当て叩きながら内臓の異常を調べるという昔の「手当て」に飢えているのである。

触診といって昔は手当てをしながら身体の病状を探していたが、今は保険点数制度の普及により、血液検査、さらに、レントゲン検査の延長としてＭＲＩ検査というように診療が機械化してしまい、素晴らしい「手当て」という人間との触れ合いが消えてしまったのである。

私の治療は、このような機械や検査が使えないために、自然に手当てによる診断、顔色の具合、触診による内臓の検査を行う。今では触診により血圧まである程度判定できるのである。

長い間、「手当て」で治療していてわかった事だが、手当てというと、手を当てているだけという印象を誰もが持っているが、これは大きな間違いである。私の手からは、氣という電氣が出ているという事を、ある日突然に感じたのである。

その電氣は、患者さんの悪い患部（マイナスの電氣が発生している箇所）に反応し、異常を感じるのである。

このように、「手当て」は唯一人間に備わる神から与えられた素晴らしい診断なのである。

警告！ 現代医学は病気に病名を付けるだけで、病状を取ることが目的であり根本から治す事ではない

この頃私が思う事は、現代医学は検査や画像を通して病名を付け、その症状に合わせて薬を処方し、それで治療が完了する。それでも効果がなければ薬を変えたり、強い薬を出す。この繰り返しで、さらに患者は、薬の副作用によって病気を増やす結果になる。

これらのことから理解できる事は、医師の仕事は病気を治すのではなく、病気によって現れる症状を薬を使って除去する事が目的で、病気そのものを治す事ではないのである。

要するに現代医学は人間ではなく、身体に現れる病気の症状を取り除く専門家であり、これは対症療法であり、病気そのものを根本から治す事を目的としていないという事である。

次に紹介するものは、読売新聞に掲載された「医師が患者になって」という記事である（次ページ参照）。

〈現代医学は完璧からほど遠い、というのも患者に伝えたいことの一つ。完全に治る病気はごく一部で、治療で症状をコントロールする場合が多い。風邪薬でさえ、ウイルスを殺すのではなく、熱やせきなど症状を改善させるだけで結局は患者さんの持つ免疫力が頼りだ。

「医者が患者になって」と題する読売新聞記事

読売　12版　くらし

医療ルネサンス　No.6449　医者が患者になって　5/5

医療現場の実情　ブログに

内側から見た医療現場の話をつづったブログ「病院受診マニュアル」(http://byouin-jusin.com/)が、患者から注目されている。

著者は都内の病院に勤める30歳代の内科医「中野けいすけ」さん(ペンネーム)。病気を治す姿にあこがれ、医師になったが、医療現場は想像していたものとは違い、戸惑った。

「医者になって感じたことを伝え、患者さんとの溝を埋めたい」と、2014年2月にブログを始めた。

人気があったテーマは「良い医師の条件」だ。

患者が言いたいことを何でも言えるような雰囲気を作ることが「良い医師」と指摘する。治療の効果を上げるためには、医者と患者の意思疎通が円滑であることが必要だからだ。教科書にも書いてある当たり前のことだが、なかなか難しいという。

現代医療は完璧からはほど遠い、というのも患者に伝えたいことの一つ。完全に治る病気はごく一部で、治療で症状をコントロールする場合が多い。風邪薬でさえ、ウイルスを殺すのではなく、熱やせきなど症状を改善させるだけで、結局は患者の免疫力が頼りだ。

さらに、医師には専門分野があり、「漫画のブラック・ジャックのように何でも診ることのできる医者はいない」と指摘する。

患者の気持ちは分かるつもりだが、医療現場の実情も知ってほしいと思う。

医者は、時間の流れを速く感じるほど忙しい。「9時に外来開始で、気付けば、もう12時という感じ」と説明する。診察中はカルテが次々に積まれ、トイレに行く暇もない。症状を理解しようと、患者と会話を重ねると、時間もついつい超過する。患者の時は、長い待ち時間にイライラしていたが、「こういうことだったのか」と納得した。

診察室の本音も紹介。場を和ませようという患者の善意の冗談が、医師にはさほど受けないことがある。初診の中高年男性に多いのは、「病気をしたことがありますか?」との質問に「特にない。あえて言うと、悪いのは頭だけです。ガッハッハ」というもの。中高年女性は「貧血?うちは金欠だけど。フフ、あらやだー」が多い。「気持ちはうれしいが、マニュアルがあるのではと思うほど多い。『またか』と感じるのでお勧めしない」と言う。

病院は気が進まないと思う人もいるが、中野さんは「完治は難しいケースも、治療によって、日常の暮らしを豊かにできることがある。まず病院に行く、そして上手に使ってほしい」と助言する。(山田聡)

(次は「精神科救急」)

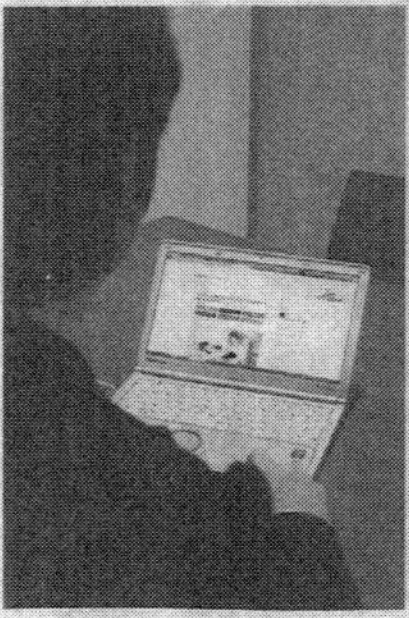

医療現場を外から眺めるのと、内側から見るのとでは「景色が全く違った」という中野さん。患者の役に少しでも立てればと願い、ブログをつづる

読売新聞2016年12月7日

さらに、医師には専門分野があり、漫画のブラック・ジャックのように何でも診ることのできる医師はいない。〉

この医師は三十代の内科医であり、病気を治す姿にあこがれて医師になったが、現実の医療現場が想像していたものとは違い、戸惑ったと述べている。対症療法の現実を知ったのである。

これが現代医学の姿なのであろう。

私が思うには、現代医学は目に見える世界、すなわち三次元の世界の治療であり、目に見えない世界、すなわち四次元の世界にある自然治癒力は、盲点になっているのである。

前述した医師が述べている「免疫力」を高めるものが自然治癒力であり、根本療法とはこの自然治癒力を主体とする事であり、現代医学では盲点になっている。現代医学は国で認定され、保険が適用され、安い治療料金という利点があり、誰でも利用しやすい面があるが、我々の治療の世界と概念が全く違うのである。

現代医学への警告！　自然治癒力を衰退させてしまった最大の原因は現代医学にある

私は長い間、この自然治癒力を研究してきたが、自然治癒力という生命エネルギーは生命ある人間には誰にでも備わっており、いつでも使える力であり、これを使わず病気を治そうとするのが現代医学の医師であり、医師を信じ、自然治癒力を使わずに薬を飲んでさえいれば治ると思っている患者があまりにも多い。

現代医学の発展が、本来、人間には誰にも備わっている自然治癒力という生命エネルギーを衰退させてしまったのである。

私は若い頃に、病院では治す事ができなかった「むちうち症」を自分の中にある自然治癒力を使って治した経験があり、病気になるという事は自分に原因があり、それは自分で造った病気（怪我）であり、自分以外には治せないということを肌で感じたのである。現代医学という医師に治してもらう事自体が間違いだったと思ったのである。

そして、私が多くの患者さんを見て感じた事は、病気を治すのは医師であり、薬であると信じている人があまりにも多い。しかし、病院で治らない病状が、薬を使わない当院の治療でいとも簡単に治ってしまう人が多いのも事実である。

病院の医師に頼って治療を受けている人は、常に「病気を治してもらう」という受け身の意識であり、そのために自分の中にある生命エネルギーという自然治癒力は眠ったままであり、当院の治療で劇的に治る原因は、治療を通して今まで眠っていた自然治癒力が最大に発揮されるからである。

要するに、重心を直すことで人間に本来備わる自然治癒力が働き、今までは三次元の医師に頼っていた人が、四次元の大自然とつながった結果なのである。

自然治癒力はこのようにして誰にでも発揮されるが、この治療という「つながり」を通して、各自の自然治癒力が目覚め「病気が治る」のである。

このような理由により自然治癒力は発揮されるが、現代医学は自然治癒力ではなく、薬や手術で代用し、数値や画像による診断で成り立ち、三次元の目に見える範囲の治療である。身体主体の医学が、この誰にも備わる自然治癒力を抜きにして、人間を診ず、病気ではなく病体を治す医学になってしまったのである。

そして現代医学はさらに発展し、前述したパソコン医学になり、ますます人間を癒す根本である自然治癒力は忘れ去られ、かけ離れてしまっているのである。

生命ある限り、誰にでも備わる自然治癒力とは何か

人間は自然によって生かされ生きている生命体であり、生命ある限り人間には誰にでも自然治癒力が備わっているのである。

地球上に存在する人間は、大自然、すなわち四季をはじめ、太陽、植物の光合成により酸素が供給されて生命を育み、全ての植物、動物ともつながって生きているのである。自然によって生かされて生きている人間は自然の一部であり、その自然とのつながりで自然治癒力は働くのであると私は確信している。

例えば人生の三分の一以上の時間を占めている睡眠は、まさしく大自然との交流の時間でもあり、最も大切な時間なのである。

人間に絶対不可欠な睡眠は、大自然と人間の電氣の唯一の交流（充電）の時間なのである。

現代医学は、人間自体を機械の一部として診ているので、人間の体内の構造、働きのみで自然治癒力を説明している。現代医学における自然治癒力とは簡単に述べれば、病気の人は交感神経が主体になっているので、副交感神経を正常化する事によって、この力が発揮するというのである。

すなわち、交感神経は車で言えばアクセルであり、副交感神経はブレーキであり、病気の人は交感神経が高まっているので、副交感神経を優位にする事でリラックスすれば、自然治癒力が発揮されると説いているのである。

私は、この説明には疑問がある。

生命ある人間は車のような機械ではなく、自然によって生かされて生きている生命体であり、自然治癒力は、大自然とその一部である人間、この両者のつながりによって発生するのである。

要するに、大自然という大元の電氣が他律神経（43ページ参照）を通して人間に備わる重心という生命とつながり、自然治癒力が働くのである。

このように、重心という肚に力（スイッチ）が入る事によって、自然治癒力が働くのである。

私は、このつながりの結果を治療後の患者さんから実感するのである。

私の治療は、この大自然と人間を調和させる事であり、そのためには重心を正しく直すことである。その結果、患者さんは治療後に感動するのである。

自然治癒力の探求！
七つの「自然の法則」を発見した

私が発見した自然の法則は次の七つである。

一、人間は、自然によって生かされて生きている生命体なり。
生命ある限り誰にも自然治癒力が備わっている。

人間の生命は、自然とのつながりで成り立っている（合氣道より学ぶ）。

二、心は、六十兆の細胞を支配している。
三、心は、プラス志向になると、全細胞が活性化し、自然治癒力が働く。
その反面、マイナス志向になると、全細胞を破壊し、病気に導く。
四、自然治癒力は、四次元の働きであり、睡眠中の熟睡で最高に働く。
さらに体内時計まで整う。
五、自然治癒力は、病気を気にしない。
すなわち、忘れる事によって発揮される。
六、自然治癒力（治癒系）システムの肚の発見。
六の一　重心＝肚であり、重心が整うと姿勢（骨格）のみならず、心まで整い、自然治癒力が働く。重心によって全ての骨格は支配されている。
六の二　重心（肚）が整うと、自律神経が自然に調和し、大自然とつながる他律神経を通し、自然と一体になり、自然治癒力が働く（自然治癒力治癒系システム）。
六の三　重心が整うと、斥力が働き、隙間の発生（第一章で説明）、体圧重力が抜け、無重力体になり体温が上昇し、浮遊感覚になる（自然に全身が脱力し、心身がリラックス状態になり、心が自然にプラス志向に変わる。マイナス志向を浄化する働き）。
また、自然治癒力は斥力の働きによって、隙間に働くという習性がある。斥力は、隙間をつくる働きと、心を浄化する働きの二つの働きを持っている。心を浄化するとは、細胞の新陳代謝を正常化し、心をプラス志向に変える働きである。

七、大自然とその自然の一部の人間は、全てが螺旋で成り、直線はない。

これらの自然の法則は、「自然から学んだ」法則であり、私の治療の基本である。そして、この治療の真髄は、「骨格（姿勢）のみならず、自然治癒力を電氣エネルギーとしてとらえ、心をプラス志向に変える」という「どこにもない治療法」である。それは、健康や病気は、百パーセントが心によって成り立っているからである。

特に強調したい点は、自然治癒力という言葉を使う時、今までの多くの整体に関する本や現代医学は三次元の世界での自然治癒力に関する説明がほとんどであるが、自然治癒力は、四次元の感性で学ぶ分野であり、本物の自然治癒力は科学でも解明されていないことである。これらは、私が治療経験から自然に学んだ事であり、私は治療経験を通して、これらの法則は科学的になっているのである。

現代医学は対症療法であり、人間ではなく身体を機械と見るため、人間の肌と肌を触れ合う「手当て」が忘れ去られ、全てがパソコン医学となっている。病気を数値で決定し、画像の結果に終始し、それを薬で治そうというのが現代医学であり、自然治癒力という言葉すら死語になっている。それではますます病気が増えるだろう。

二十一世紀は自然治癒力の時代の始まりである。

革命！　重心を直す事により心がプラス志向に変わる事を発見。すなわち、心は変えることができる

私は長い治療経験を通し、前述した自然の法則を自然から学び、人間の治療系システム、すなわち、重心を直すことによって、人間に備わる自然治癒力を最高に発揮する道筋を発見したのである。

それは、心と身体の両面をつなぐ自律神経を瞬時に整え、心を治療によってプラス志向に変えるという前代未聞の治療である。

これは自然から学んだ治療であり、私の考えた治療ではない。私は治療を通して学び、ただそれを治療に応用しているだけである。

心は呼吸ともつながり、重心を正しく整えれば心まで変わる

さらに、心は呼吸ともつながっていて、重心を直して正しい姿勢になると、胸郭が拡がり、肺全体が拡張し、しかも肺胞の一つ一つが拡張する。

現代医学の説明によると、肺胞の表面には毛細血管があり、これらが拡張する事によって血栓を予防する物質や血液をサラサラとさせる物質等が出ると説明しているのである。

私の治療は肺胞全てが活性化するので、これらの物質が出るのみならず、腹式呼吸によって横隔膜が最大に働き、呼吸が深くなり、その結果呼吸数が減り、呼吸が長くなり、活性酸素も発生せず、自然に呼吸が安定し、心を変化させる事ができるのである。

私が思うには、心は呼吸を通して自律神経ともつながっているので、呼吸を整える事が心を変える事にもつながるのである。

私が治療を通して学んだ事は、治療前の患者さんの呼吸と、治療後の患者さんの呼吸が全く違うということである。

患者さんは治療前は痛い、辛い、という顔をして呼吸も浅いが、治療後は、重心も整い、正しい姿勢に変化し、全身がリラックスしているので笑顔になり、深い呼吸に自然になっている

のである。

このことからも理解する事ができるように、根本治療とは、心を主体として姿勢を直し、心をマイナス志向からプラス志向に直し、心を変える事が大切なのである。

呼吸というものを通しても心が変わり、その心は、自然治癒力ともつながっているのである。

重要！　重心と肚は第二の横隔膜とつながっている事を発見。第二の横隔膜は自律神経を調和する鍵であり、自然治癒力治癒系システム発動の根源

人間には、本来の呼吸器官である横隔膜と、それをコントロールしているもう一つの重要な横隔膜があることを私は発見した。

今まで、この存在は呼吸や動作を通して何となくわかっていたが、本来の横隔膜と位置が違うために、私にも最初はわからなかったのであるが、ふとした瞬間に治療中に見えたのである。

この第二の横隔膜は重心である肚ともつながり、姿勢の維持と自律神経の調和に重要な部分なのである。

そして、この第二の横隔膜は本来の横隔膜ともつながり、姿勢と呼吸をコントロールしている。本来の身体にある第一横隔膜は上部にあり、第二の横隔膜は肚と同一の下部になり、位置

身体のタテ・ヨコ軸と第一・第二横隔膜の位置

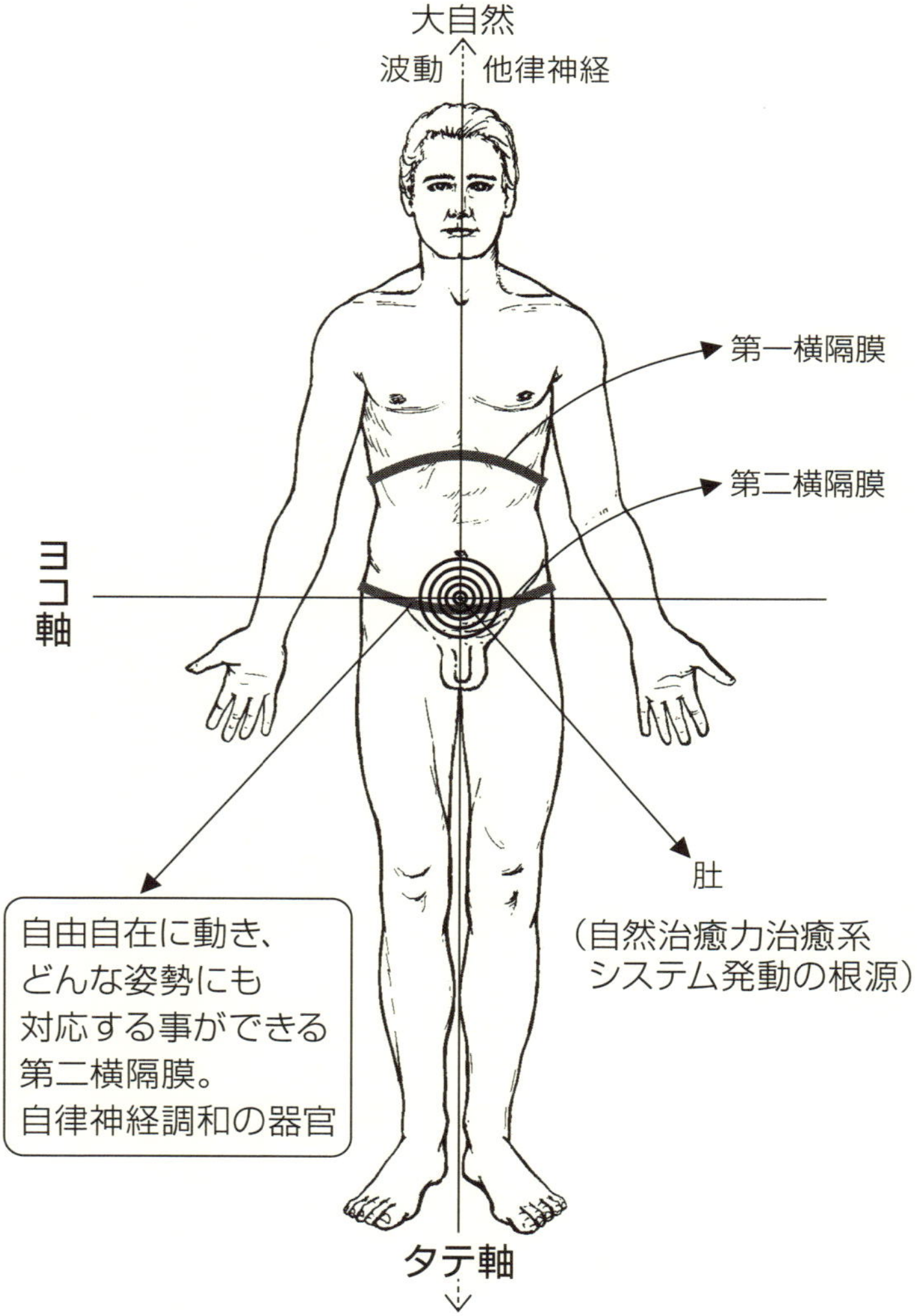

が違うのである。また、第二の横隔膜は全てのバランスを保つ最も大切な器官である事がわかったのである。姿勢のバランス、人間の恒常性、気持ち（心）のバランス、そして、最も重要な自律神経の調和という最大のバランスを担っている器官なのである。

治療を通して重心を直すと自然に正しい姿勢になり、この第二の横隔膜が確立するため、意識しなくても正しい姿勢を維持する事ができると共に、心と身体をつなぐ自律神経とも調和するので、心と身体の両面が整い、自然治癒力が最高に働くのである。

また、この重心である肚と、この第二の横隔膜とは同一のものである。肚の位置がタテ軸で、第二の横隔膜はヨコ軸の線という事であり、二つの軸から成っている。このタテとヨコの軸で姿勢のバランスを保っており、要するに、肚はこの二つの軸から成り立っていて、その交わる下のヨコ軸の中心部を肚と呼ぶ。

人間に備わる第一の横隔膜は、第二の横隔膜によって支配されているので、大切なのは第二の横隔膜である。この最も重要な第二の横隔膜は、自律神経の司令塔のようなもので自然治癒力の発揮の鍵を握る大切な場所でもある。この第二の横隔膜は、重心が整い骨盤が締まる事によって確立するのである。

このように、正しい姿勢になると、波動を通し、さらに他律神経を通して大自然とつながり、自然治癒力治癒系システムが働くのである。

重心に神が宿る！「重心によって全ての骨格は支配されている」は治療の命なり（治療の基本）

私が治療で重心を直すという事は、私が骨格を矯正して動かすのではなく、重心を動かすことによって、自然治癒力の働きが骨格を自然に動かすという事である（１４３ページ参照）。私が正しい重心に直しさえすれば、自然治癒力によって自然に正しい姿勢（骨格）が造られるのである（自然の法則六の一参照）。

よって、一般の整体のように骨に衝撃を与えることによって痛みを感じたり、また治療によって発生する事故のような事は全くない。逆に、重心という心を相手にするので眠くなるほど気持ちよく、実際に眠ってしまう人がいるくらいなので、いかに安全かが理解できると思う。

従って、正しい姿勢（重心）は自然治癒力によって造られ、正しい姿勢になると、意識せずに自律神経が正しい姿勢を保ってくれるので、歩き方まで変ってしまうのである。

「重心が整うと姿勢（骨格）が自然に整う」という法則は重要なので、詳しく説明しよう。

この法則は言いかえれば、「重心によって、全ての骨格は支配されている」という事である。

この法則は、私の治療の基本であり、命でもある。

私は、自分の身体で力学の研究をしていた時に「これだ」というものを発見したのである。ある軸を中心にして全身を動かすと、全骨格が頭から足まで一糸乱れる事なく連動して動く。ただ一方である姿勢にすると、部分的に動くだけで全身は連動しないのである。これは、私にとって大きな発見だった。

人間が二本足で、重力のもとで動くという事は、正しい姿勢（重心）になると全骨格にテコの原理が働き、疲れず楽に歩けるが、それが狂うと、部分的な動きだけになるから歩きづらくなるのである。これにより私が理解した事は、「重心によって全ての骨格が支配されている」という事である。

大切なのは「重心が正しければ、全関節は柔軟になり、全骨格が連動して動き、自然に正しい関節の位置に戻る」という事である。よって、骨格のズレを筋力によって矯正するのではなく、重心を整える事によって、自然治癒力が正しい位置に動かしてくれるという事である。

姿勢は動くという事を前提に整える事が大切である。重心と姿勢の不思議な関係

さらに、次に図を使って詳しく述べてみよう。

A. 一般の正しい姿勢＝身体

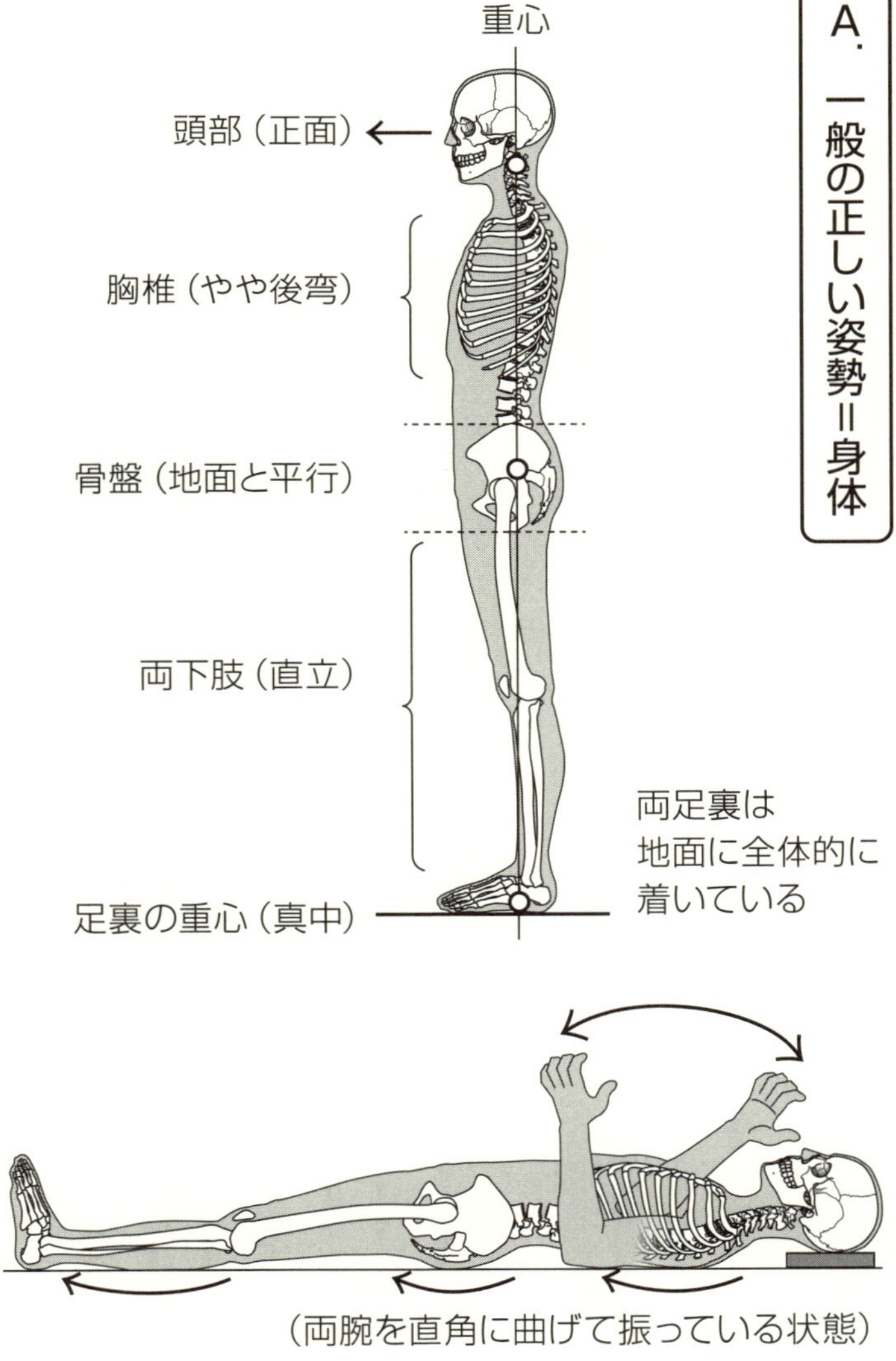

前ページの図（A）は、「一般的に言われている正しい身体」であるが、私の考える正しい姿勢とは言えない。次の①〜③に理由を挙げる。

①重心が頭の中心から骨盤の中心を通り、両足の真中に落ちついている。

②胸椎とは一個の骨のことで、胸髄とは十二個の複数の骨を指して呼ぶ。その胸髄が後弯になっている。

③最も重要な骨盤が地面と平行になっている。そして骨盤はやや開いている。

重心を足裏の真中にして歩くとベタ足になり、上半身〜下半身への動きの連動性が途切れるので、疲れるし、能率が悪い事がわかる。

仰向けに寝た状態で両腕を直角に曲げ、走る時のように両腕を振ると、両肋骨（胸部）がわずかに動き、骨盤も少し動き、両下肢も膝から僅かに動く。この実験からわかる事は、わずかに胸部、骨盤、両下肢は動くが途中で動きが途切れ、全身の運動性が弱く、動きが小さい事がわかる。

これは外観だけの正しい姿勢であり、動きの伴わない状態であり、本当の正しい姿勢とは言えない事がわかる（次ページの図「B．悪い姿勢」参照）。

この姿勢は見た目のみではなく、立っても歩いても一番疲れる弱い状態であり、完全に重心軸が狂い、肩にチカラが入り、両腕の動きが小さく、さらにはその動力が背筋に伝わらず、背

B. 悪い姿勢

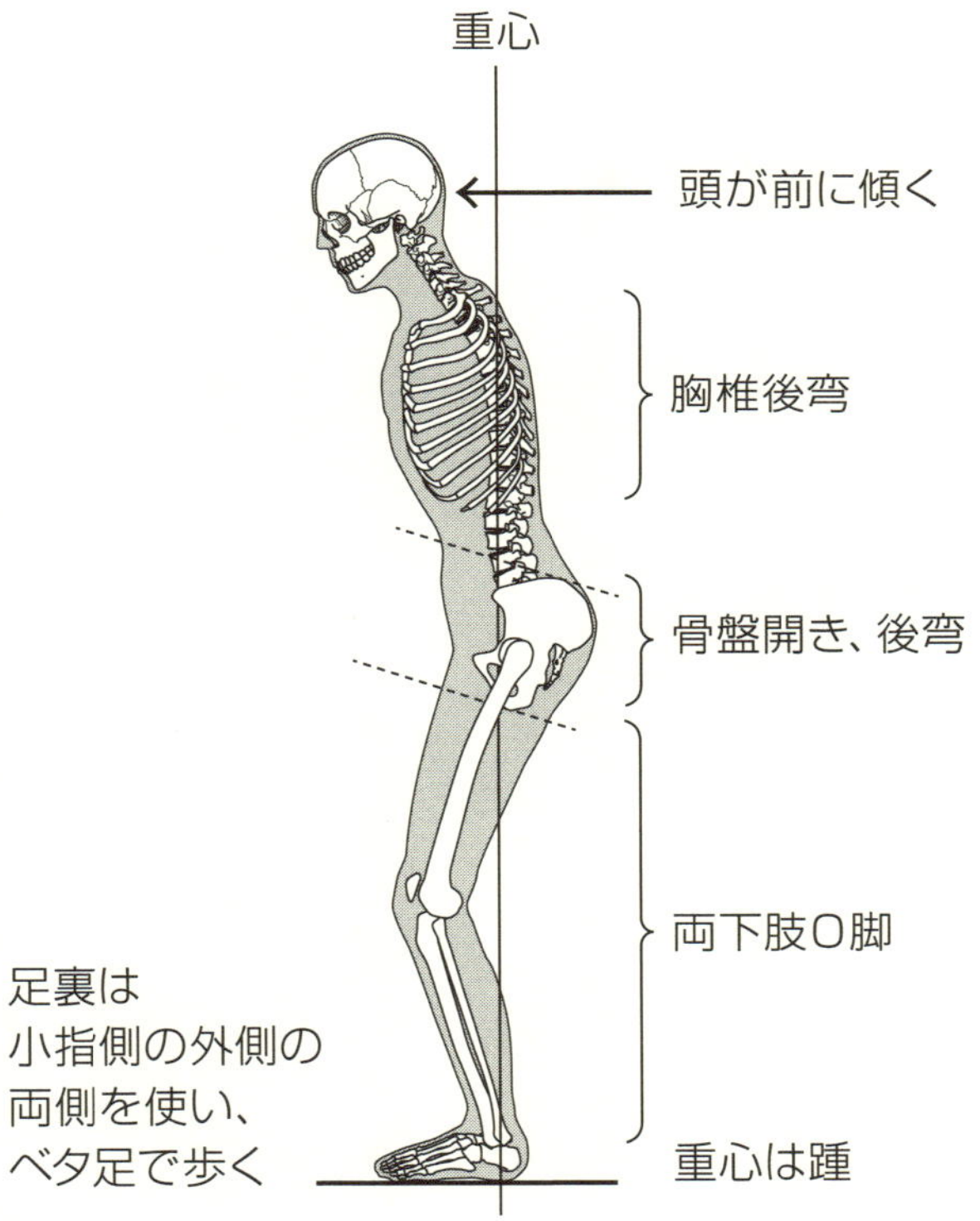

悪い姿勢の動きを見る実験

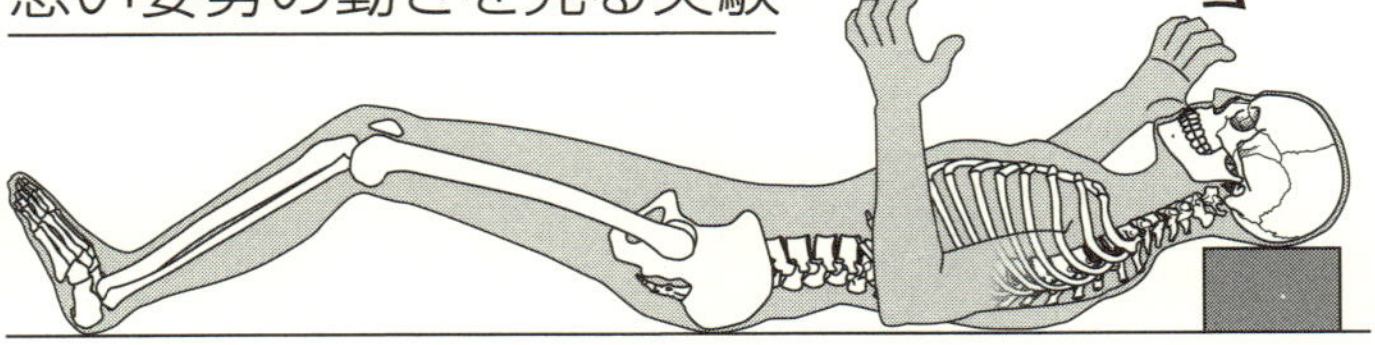

（両腕を直角に曲げて振っている状態）

骨も硬直状態で動かない。加えて、骨盤が完全に開くと共に後傾し、そのために股関節も動かず、O脚の影響によって両膝も開いてきて、両足の踵に重心が落ち着いている、一番弱い状態である。

この姿勢で歩くと膝を中心とした動きになるので、全身の重みが膝にかかり、歩きづらく疲れやすく、自分の体重さえ支えることが負担になってしまうのである。

その原因は完全に重心が狂い、全関節が連動して動かない事にある。

さらに酷くなると、重心が働かず、杖をつくようになってしまう。

仰向けに寝た状態で両肘を曲げ、走る時のように両腕を振る（回転）と、両腕と肩が少し動くだけで背骨～骨盤も開き、両下肢も連動して全く動かない事が判る。また、このような猫背の人は、背骨が丸く硬直しているので仰向けに寝づらく、横向きに寝ている人がほとんどである（次ページの図「C．理に適った正しい姿勢」参照）。

自然に笑顔になる。最も大切な事はフワーッとした浮力感。大自然と一体になっている。

①重心は頭部の真ん中を通り、肚を通り、両足の親指の拇指球のつけ根に落ち着く。

②胸髄の十二個がやや前弯になっている。

③腰髄五個も前弯。

④骨盤が前傾している。さらに骨盤が締まっている。

C. 理に適った正しい姿勢

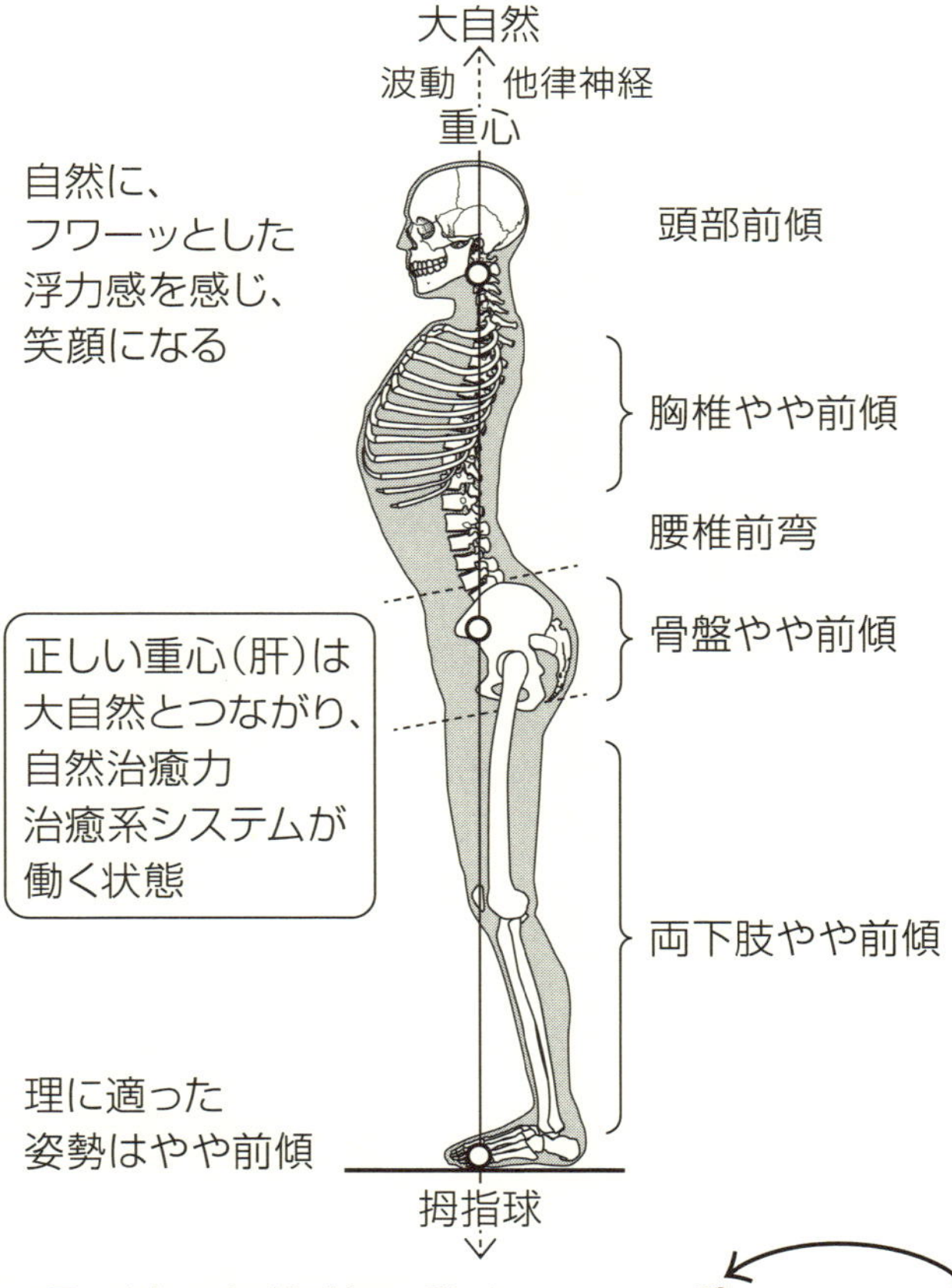

理に適った姿勢の動き

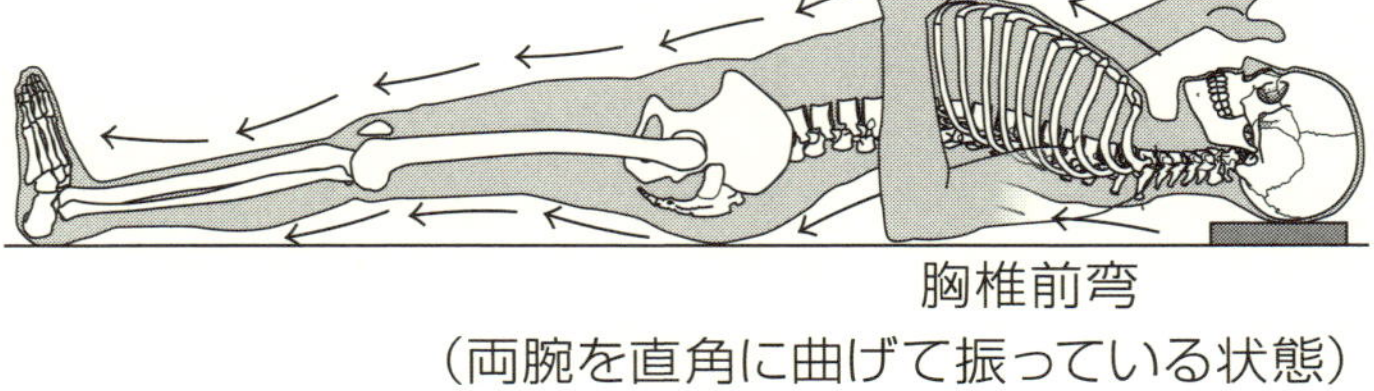

（両腕を直角に曲げて振っている状態）

私の主張する正しい姿勢は、見た目が美しく、テコの原理による正しい姿勢であり、正しい体重移動を伴うため疲れない。しっかりとした重心によって支えられ、しかも、全関節が連動して動き、浮く感覚で、ゆっくり歩いても歩幅が広く、途中で休む事なく歩き続けられる姿勢である。前に向って歩くために、やや前傾姿勢になっているのが特徴である。

この状態は、全身に斥力が働いている。

正しい姿勢で仰向けになり、走る時のように両肘を直角に曲げ、両腕を振ると、頭から足先までが連動して動いている事がわかる。重心が全身を貫いているので、全骨格（関節）が連動して動いているからである。このように、重心によって、姿勢のみならず、動き（体重移動）まで支配されている事が理解できるのである。

この重心が整うと、人間本来の正しい姿勢になるので、重要な体重移動が確立し、意識せずに、楽に、軽く、追い風に背中を押されるように歩けるのである。

さらに軸がぶれないで、最小限の移動で歩けるのである。

繰り返すが、私の治療が最も重要としている事は重心であり、その重心が正しい位置にあると正しい姿勢になり、正しい骨格が配置されるのである。

この時、肚（重心）を通し、さらに他律神経を通して大自然とつながり、自然と一体になっている。それを考えずに、部分々々の骨格の歪みを矯正し、正しい身体に整えても根本的な治療にはならない。ロボットのように平坦な道のみを歩くならば用は足りるが、人間は「一Gの重力のもとで立って動く」のであり、さらに坂があり、階段があり、決して平坦な道だけではないことも考えれば、動きの適応性を盛り込んだ重心の伴った正しい姿勢、すなわち骨格が必要になるのである。

そして、この時の正しい姿勢とは、前述したように一般の解剖図で説明する正しい姿勢A（89ページ参照）とは、全く違うのである。その大きな違いは、一般の解剖図Aは中心に重心を決定し、骨格を動かない物体として表現しているので、横から見て十二個の胸髄はやや後弯になり、骨盤は、地面と平行になり、足の真中に重心がきているのである。

その反対に、私は一Gの重力のもとで動き、複雑に変化した道にも対応できる姿勢を基本に、正しい重心、正しい姿勢、正しい骨格という流れを盛り込んだ本当の正しい姿勢C（93ページ参照）を発見したのである。

本物は目に見えない。それを観るためには感性が必要

現代医学にはMRI撮影という究極の検査があり、瞬時に頭の中の血管の異常を発見するこ

とができる。それによって、頭痛ならば、血管が詰まっているかどうかなどの原因を調べる訳である。

これからわかる事は、現代医学は目に見えるものを対象として成り立ち、もし血管に塊があって詰まっていたら手術して取り去るという「器質的障害」を専門に扱う医学である。検査に異常がなく、痛みを訴える症状は「機能的障害」という。

現代医学では、検査に原因が現れないむち打ち症を始め、腰痛等は中々治りにくいという特徴がある。さらに、むち打ち症には、後遺症という副作用までついてくるので厄介である。

当院の治療は、病院の検査に現れない機能的障害を専門にしているが、その原点は究極のMRI検査でも見えないものを見る事ができるということである。

要するに、全ての物体は目に見えないものから成り立ち、その見えないものを観るには「何が必要か」と言えば、「感性」なのである。

現代のように、生活が便利になり全てがオートメーション化され、科学的になってくると、目に見えるものが全て正しく、目に見えないものは、否定するという固定観念に支配されているのである。

当院にはたくさんの人が遠くから治療を受けに来院するが、他のどこへ行っても治らない人が多く、しかも当院ではいとも簡単に治る人が多いのである。

私が思うには、現代医学の原点は、目で見て覚え、記憶するという医学教育で成り立っており、目に見えない感性から成る自然治癒力の教育はなおざりにされているように思う。

例えば、一般の人に「雪が解けたら何になる」と聞けば、ほとんどの人は水になると答えるだろうが、「春になる」と答える人は少ないのではないだろうか?

現代医学もこれと同じく、「水になる」と答える医学である。しかし人間の病気を治す根本は自然治癒力なのであり、目には見えないので感性を使って観なければ病気は治らないのである。

「本物」は全て目に見えないものから成り立っているので、それを感性を使って観る事が大切なのである。私の治療は、この感性から学んだ治療法である。

私の師匠は大自然。
生命の源は目には見えない重力という究極のチカラ

瞑想や治療中は、大自然と私の右脳はつながっている。そこから学んだ今までにない真理、散歩中や車の運転中、夢の中での閃きなど、私の理論は人からではなく、大自然から学んだ事であり、すなわち私の師匠は「大自然」である。

私が常に重要視している事は、目に見えない部分をいかに観るかであり、また、問題意識を常に持ち、閃きを待つ事である。

私は毎晩九時には就寝し、朝の四時には起床するという自然のリズムに適ったルーティンの生活を送っている。このように、毎日が自然と一体になって、常に大自然を師匠として毎日を過ごしているのである。

ほとんどの人が忘れている重要な重力の活用についても、述べてみよう。

私は治療を通して、肌を通して重力を感じ、これをいかに最小限に受け、また、最大限にこれを操って動作するかを常に考えて、重力を活用しているのである。

それには、常に重心という軸をしっかりと保ち、全身の力を抜き、重力と調和し、この重力を最大に使って治療を行っていくのがポイントである。

要するに、治療で重力という自然の力を使うことにより、自然治癒力は私と患者の両者に働くのである。

従って、私の治療の根本は腕力という筋力ではなく、脱力によってこの重力をコントロールしながら、重力という自然の力を最大限に使う事である。

この重力は、直接には目で見る事ができないために盲点であるが、物体を通して間接的に見る事ができるのである。

人間が石につまずき転ぶのも、重力によって倒されるのであり、治療中やスポーツなどの動作で怪我をするのも重力の影響であり、朝顔の花の茎が螺旋状に上に伸びるのも、この地球上にある重力の影響なのである。

また、重力の発生した原因は、地球の質量がとてつもなく大きいために、人間を含む全ての物体は求心力という目に見えない力によって、地球に向かって引き寄せられているためである。

そして、最も重要な重力の働きは、全ての生命のもとは、この重力の存在があったからであり、この重力がなければ、生命のもととなる水も空気も存在しないのである。

生命にとって最も重要なものは何かと問われれば、空気や水と答える人が多いと思うが、その空気や水を支えるもととなる重力が最も大切であると私は確信している。

これからの二十一世紀は、この自然の重力という力を最大に使い、それを工夫し、いかに活用していくかが重要であり、この誰にも与えられている無限の力を最大に使う時代になるだろう。

私は治療を通して重力を百パーセント最大限に活用し、治療効果を上げているのである。

第二章

自然治癒力治癒系システムの発見

重心を整えれば、自律神経が調和し、自然治癒力が働く

実録！　手術を勧められた重症患者の主婦が自然治癒力の革命によって一回で改善した

手術を勧められるほどの重症の変性側弯症、腰椎すべり症、さらに腰部脊柱管狭窄症で歩く事も困難な状態の主婦（六十六歳）が、私の治療を紹介している書籍『腰痛解消！「神の手」を持つ16人』（現代書林）で当院を知り、神奈川県の相模原市から悲痛な顔をして、藁をも掴む思いで最後の「とりで」として来院したのである。

そして一回の治療で、重心効果により改善し、普通に歩けるようになったのである。

この人は、十年前から腰痛で悩み、その痛みがどこで治療をしても治らなかったのである。そして痛みを長い間かばっていたために、腰椎が曲がり変性側弯症になり、その影響で腰椎すべり症になり、腰椎が左斜めに曲がり、その上にある胸髄もバランスを取るようにやや右側に曲がり側弯状態になり、さらに、腰椎の四番目と五番目と仙骨の間の脊髄神経が圧迫され腰椎狭窄症になっている事が、このレントゲン写真からよくわかるだろう。

重症患者の主婦のレントゲン写真

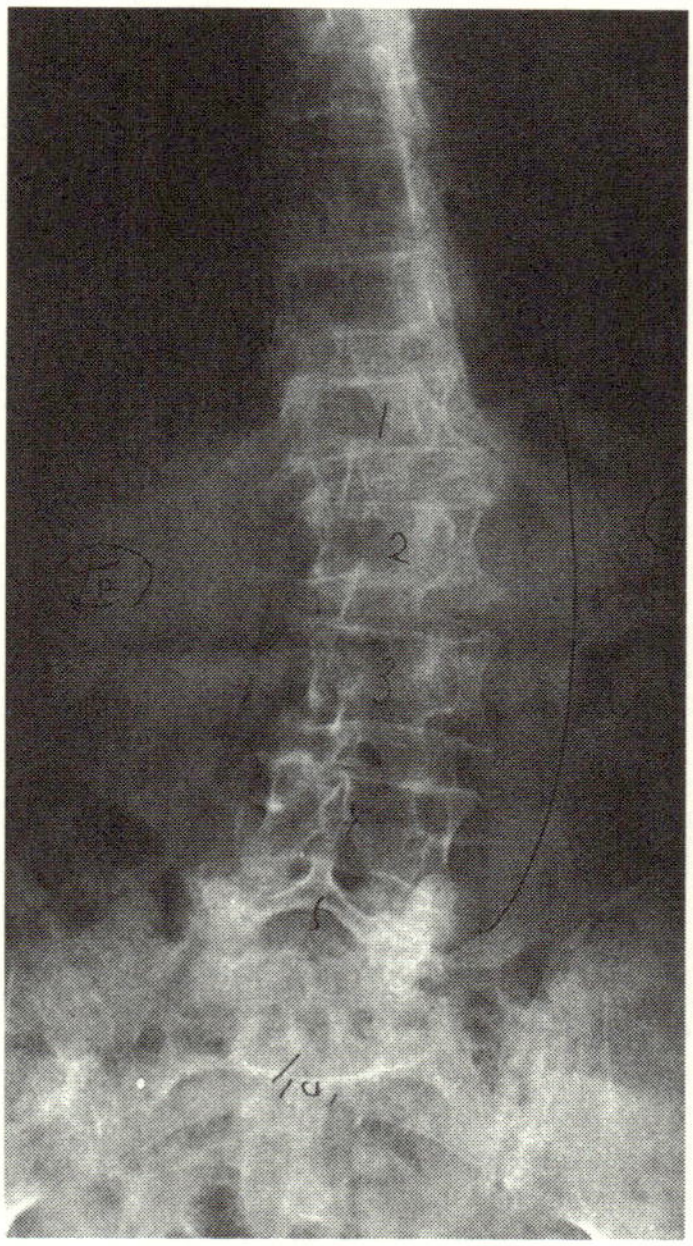

変性側弯症
腰椎すべり症

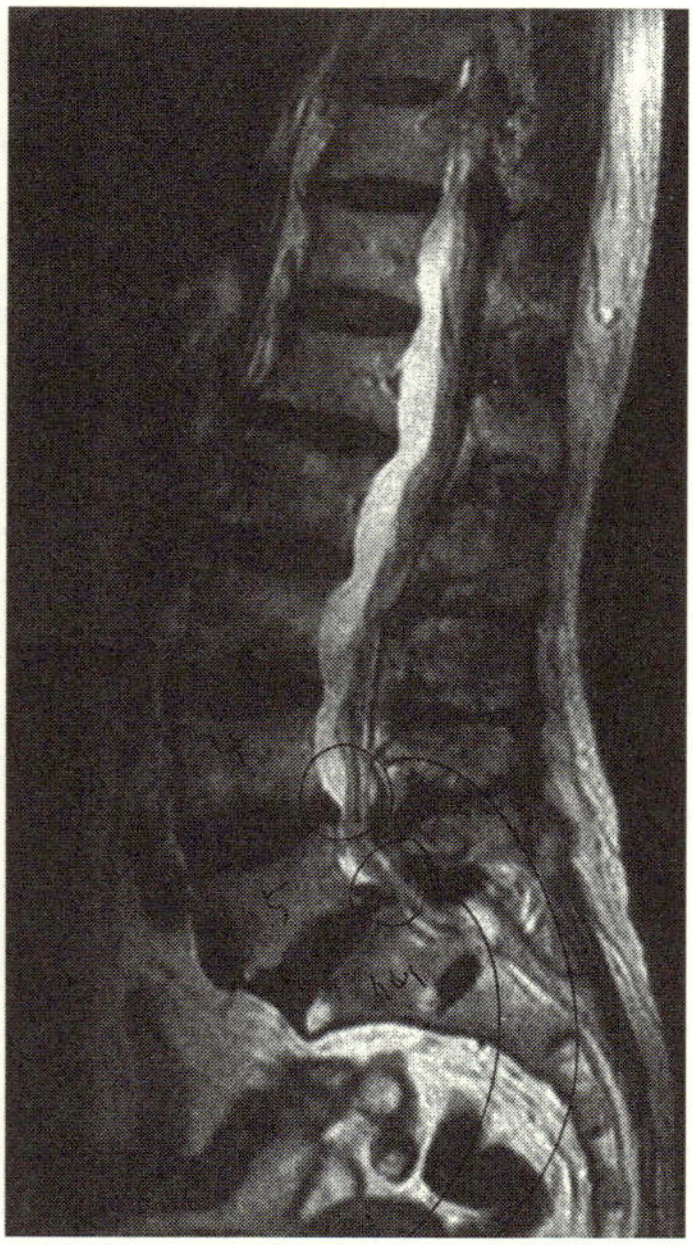

腰部脊柱管狭窄症

・病院の診断は手術以外なし。「手術をしても車椅子」との宣告

その主婦の問診によると、十年前から抱えているこの腰痛のために、これまであらゆる治療を受けてきて、この二年間は整体に専門に通っていたが、一向に良くならなかったのである。痛み、痺れは益々酷くなり、整体の治療も、骨盤のズレを主体として骨格を矯正する治療のため痛く、さらに歩きづらくなってきたので、病院へ行ったら、医師からまず一言、「これは重症である」と告げられたのである。そして、治すには手術以外になく、手術をしても車椅子の生活になる恐れがあると言われ、「これは治らない」と冷たく宣言されたのである。今は、痛み止めの薬を飲んでいるが、この薬もこの頃は効かなくなり、歩く事も苦痛で、問診中も椅子に座っているのが苦痛のようで、その辛さがよく伝わってくるのである。そして絶望の淵に立たされている事が表情からわかるのである。

レントゲン写真の通り、腰髄の五個が左斜めに傾き、その上の胸髄も左斜めに側弯状態になり、その間の腰椎の椎骨が「すべり症」になっている。

「すべり症」とは椎骨という骨が前方にズレ動き、本来の正しい位置からズレている状態をいう。このレントゲン写真では、やや左側にズレて見えるが、実際には前方にズレているのである。

そして、腰部脊柱管狭窄症とは、腰椎の椎骨がズレて、脊柱管の中を走る脊髄神経を圧迫し

ている状態を言う。

この主婦の腰の痛み、足の痛み、痺れの原因は腰椎狭窄症が原因であり、腰椎変性側彎症とすべり症は、痛みをかばっているために発生しているのである。

最初の頃は、椎間板ヘルニアがあり、それが十年過ぎて、このように曲がりがひどくなり、腰椎狭窄症になってしまったようである。

これは、重心が狂ってしまった結果なのである。

このように狂ってしまった姿勢での毎日の生活は、「まず台所で立っている事ができず、歩くのも十分間と続けて歩けず、朝、ベッドから降りて、立つまでが時間がかかり、全ての動作が不自由で、さらに夜眠っていても痛みと痺れで目が覚めてしまい、毎日が苦痛の連続です」と、この主婦はたどたどしく話したのである。

さらに、苦痛なのは、上からの重力の重しで、身体が自由に伸ばせないという事である。完全に重心が狂い、このように、背中まで曲がってしまったのである。

・効果てきめん！　十分の治療で痛み、痺れが改善。そして笑顔が戻った

そこで、一回目の治療を開始した。

まず、一通りの治療を行って重心を整え立ってもらうと、スーッと自然に立つことができて、

まず一言「軽い」という感想があった。そして胸が広がり、自然に空気がいっぱい入ってきて浮いている感覚で、その途端、笑顔に変化したのである。

これは、誰でも経験する事であり、重心が整い、斥力が発揮され、心が開放された結果なのである。

一回目のここまでの治療でたった十分の治療であり、効果てきめん、あれだけ立つのが辛く重かった身体が、一回で軽快な身体に変わったのであり、普通に歩けるのである。

その瞬間、この主婦から衝撃の声が走った。足の痛み、痺れがないと叫ぶのである。これは一回で重心が整ってしまったためである。

・重心が整った結果、劇的効果　百パーセント治ると確信する

私が驚いた事は、重心が治った結果、姿勢が変わり、側弯状態が八割方治ってしまったことである。その原因は、痛み、痺れがなくなったのでその痛みをかばう必要がなくなったという事であろう。これは劇的である。

この主婦は、一回でこのような劇的効果で改善したが、私は翌日の二回目の来院が勝負だと思った。

二回目の来院で驚かされた事は、姿勢が変わり笑顔で明るく、「昨夜は熟睡できて、気がつ

いたら朝でベッドからすぐに起きられ、痺れはなくなり、まだ腰は少しは痛みがあるが、台所では普通に家事ができました」と、昨日とは様子が百八十度変わってしまっているのである。そして声も肚から出て、ハッキリとした声なのである。

そして重心を治すと、二回目の治療後はルンルン気分で帰り、昨日の一回目の治療前の状態が嘘のようである。

私は、これで百パーセント治ると確信した。それは完全に痛みが心から解放されたからである。そして、それまでは十分間と立っていられず、歩けなかったのが、一週間後には一時間休む事なく歩け、さらに、痛み止めも必要がなくなり順調に回復してきたのである。

・一ヶ月の治療により自然治癒力治癒系システムの働きにより全症状が改善する

そして、二十一回目の治療になると、痛み、痺れも全くなくなり、普通に歩けるようになってきたのである。まだ骨盤が開きぎみで側彎状態も九割は治ってきたものの完全ではなかったが、本人はもう痛み、痺れは忘れてしまったようで治った気分である。

このように、重心で治すと自律神経が整い、自然治癒力治癒系システムの働きにより内分泌ホルモンが分泌され、夜の眠りが正常化し、体温が上昇して免疫力が高まり、自然治癒力が働き、全ての症状が改善するのである。

この患者さんは、一ヶ月が過ぎる頃には、ほとんど治ってきたが、これからは予防と美容を兼ねて姿勢の維持に努力したいと言うのである。

このように、重心が整って肚に来ると、劇的に自然治癒力が働くのである。

では次に、肚の重要性について述べてみよう。

自然治癒力の源泉は肚にあり。
合氣道をヒントに自然治癒力治癒系システムの肚の重要性を学ぶ

現代医学をはじめ、骨格治療の多くは、身体中心の対症療法で成り立っている。病気を治すのは、薬であり手術であり、骨格（整体）治療では、病気を治すには骨格のズレを治す事にあるという見方で成り立っている。

私の治療家になった初期の頃は骨格治療で修行し、骨格のズレを治せば自然治癒力が働くと教えられたが、月日が過ぎると共にこれは間違いだと悟り、それまでの固定観念を破り自然治癒力の研究に精進してきたが、その中で特に私が目からウロコが落ちた最大のインパクトは合氣道との出合いであった。

この合氣道は自然そのものを基盤として全ての技が成り立ち、自然と一体を目指す武道なのである。要するに、心と身体を調和して正しい姿勢になることが基本であり、その正しい姿勢を成り立たせる鍵が重心であり、この重心が肚にある時正しい姿勢になっている、という事を体得したのである。

「身体という物体」と「心と身体を持つ人間」とは全く違うという事を理解したのも、合氣道がきっかけであり、この合氣道から学んだ事は、自然そのものについて身体を通して学んだ事である。

そして、その自然を通して見た正しい姿勢は大自然とつながる姿勢であり、一般的に考えられている正しい姿勢と全く違うのである。詳しくは前述した通りだが、正しい重心軸に変化した時の身体の変化は、全く違う次元に変化し、体内の無重量感（重力を感じない感覚）、心の開放感（プラス志向の心）、完全なリラックスの状態となり、歩き方がまるで後から風に吹かれて押される感覚になり、身体というものを全く感じない状態になってしまうのである。

この時に、私は自然の一部の人間になり、大自然と一体になっている自分に気付いたのである。この時、重心が肚になり自然治癒力治癒系システムが働くのではないかと自然から学んだのである。そして、重心を治す治療を繰り返す事によって、肚に重心がくれば、このシステムが発動される事が体験的に証明されたのである。

私の主張する根本療法は、一般に言われている身体全部を診る根本療法ではなく、「大自然を基盤として、それによって生かされている心と身体の調和した生命ある人間」を診るという完全な根本療法なのである。

本当の根本療法とは／革命的治療の発見。自然から学んだ自然治癒力治癒系システム、肚の発見

肚に重心がくると、自然に自律神経が調和し、自然治癒力の治癒系システムが発動する。

要するに、第一章で説明した通り、地球上にある二つの働き、即ち遠心力と求心力との調和により、肚に重心があり、大自然と一体になり、自然との調和で発動する。

重心とは、小学館の『新解国語辞典』によると、「物体の各部分に働く重力が集まって、つり合いの取れる点」ということになり、従って、姿勢の要となる重心とは、人間自身に備わる心と、物体である身体の合力の重なる点としての重心であり、正しい位置は肚にある。

これが人間自身に備わる第二の重心であり、前述した大自然の心と、人間の心と重なる第一の重心は、人間自身に備わる第二の重心と重なり、重心が成り立ち、この両方が集約された場所が肚になる。これは感覚でしかわからない部分である（93ページの図参照）。

肚とは、文字の由来が、肉付き偏の「月」と土台である「土」から成る事からもわかるよう

に、姿勢の土台となる部分であり、臍下二〜三センチメートルの所にある。

心と身体との調和する部分であり、重心とも重なり、肚イコール重心なのである。

84ページで述べたように、肚はタテ軸とヨコ軸の二つの軸から成り、その交わる下のヨコ軸の中心部を肚と呼ぶ（85ページの図参照）。

正しい姿勢の時は、心と身体が調和して肚に自然に力が入っているのである。

そしてこの状態になると、自然の一部の人間として大自然と一体になっているのである。

革命！　現代医学や整体でも不可能な重心を整えると、自然に「自律神経」まで整うという事を発見する

このように人間にある重心は、大自然と人間が一体になり、他律神経とつながる自然の一部なのである。

私が治療経験で、自然に学んだ重要な事は、自然治癒力によって整えられた重心は、自然に現代医学で重要視している「自律神経が調和してしまう事」を発見したのである。

この時、大自然とつながる他律神経と人間の自律神経とがつながり、自然治癒力が働くのである。この時の重心は肚であり、自然治癒力治癒系システムが発動する。それを特に感じるの

は、多くの患者さんが治療を受ける前に痛みに耐える顔付きで来院しても、治療後には笑顔になり帰ってゆくからである。

治療後は九割以上の人がこの状態になり、さらに、全身がリラックスして眠くなり、無重量感によって身体が軽くなり、体温が上昇したり、夜の眠りまでが変化してしまうのである。要するに、自然に眠れるという睡眠の力が働き、自然治癒力の働きが高まるのである。

このように重心を直すと、自然に自律神経が調和する事が体験的に証明されたのである。

自然治癒力治癒系システムとは、自律神経が整うと同時に免疫系・内分泌系、さらに睡眠治癒系が働き、自然治癒力が働く過程である

痛みを伴って来院する患者さんは、現代医学での説明から私が考えるには、痛みの伴う交感神経優位状態から、治療後は副交感神経優位状態の笑顔に変わり、自律神経が調和し、自然治癒力が働くのである。

経験からわかった事は、重心が整うと斥力が働き、心がプラス志向に変わり自律神経が整い、交感神経優位から副交感神経優位に変わるという事であり、その結果、自然治癒力が最大に働くという事である。

免疫とは、体内を監視し、病原菌やウイルスから肉体を守る働きであり、現代医学では主に「白血球、リンパ球が病原菌を殺し、病気から人間の身体を守っている」と説明しているが、例えば病原菌が体内に侵入すると、自律神経の副交感神経が働く事によって人間の生命エネルギーが高まり、六十兆の細胞が活性化し、熱を上げる事によって白血球、リンパ球が増加し、病原菌等を処理する。この働きが免疫システムである。

内分泌系システムの内分泌とは、体内の組織から直接ホルモンを血液中に分泌する事をいい、主な器官としては、視床下部、下葉体、甲状腺、胸腺、脾臓、副腎、卵巣、精巣等がある。

これらは、常に自律神経の支配を受けている。

このように免疫系システムと内分泌系システムは常に自律神経によって支配され、その自律神経は、心によって支配されているのである。この両システムが働くと、さらにこの治癒の醍醐味である睡眠治癒系システムが働くのである。

最終的に働くシステムが睡眠治癒系システムである

自然治癒力の発生する最高の自然の睡眠は、「眠氣」から始まる（この眠氣の発生は、副交感神経の働きの証でもある)。

それから三時間は主に序眠といい、身体(肉体)の修正の時間であり、三次元から三次元半の時空(三次元と四次元の間)である。

その後、さらに眠りが深くなり、それから二時間あまりは真眠という四次元の世界が始まり、熟睡という、大自然と人間との生命との魂(心)という電氣の充電が始まる。四十六億年前の生命誕生時に遡り、人間が創造されるまでの原点の過程を通して、全細胞の新陳代謝の再生が行われる。さらに重要な心の浄化作用、すなわちマイナス志向の心をプラス志向に変える働き、要するに(病気を治す働き)が発生し、全ての病気が改善される。

これが、自然治癒力の真髄であり、生命エネルギーの働きである。

その後、序眠という二時間の三次元の世界のリズムに戻り、身体(肉体)の再修正がされ、計七時間ですっきりと目覚める。これが自然の睡眠の過程である。

眠りで大切な事は、眠氣の発生であり、私は治療によって眠氣を発生させ、前述した過程を通して、自然治癒力を発揮させ、熟睡させることによって全ての病気を治すことを基本としている。

これは、私が自然を通して学んだ事であり、治療の原点である。そしてこれが、睡眠治癒系システムの働きである。

このように重心を治し、肚に力が入るようになると、自律神経が調和すると共に、免疫系システム、内分泌系システム、さらに睡眠治癒系システムという過程を通して自然治癒力が発揮され、革命的治癒効果が発生するのである。これが自然治癒力治癒系システムの働きである。よって、この働きによって全ての病気が治るということである。

治療中に体内での重心の移動が体感できる

治療中に患者さんは、よくこんなことを言う。

「身体が芯から温まり、ジワーッと筋肉が柔らかくほぐれ、全身から力が抜けてくる。こんな感覚は今まで多くの指圧、マッサージ、整体に行ったが初めてだ」

これは、治療を通して、重心が体内で動く事によって斥力が発生し、全細胞が活性化し熱を発生した結果なのである。

その根本は、人間の重心は電氣の大元であり、それが狂っている状態から正しい位置に動く事によって、斥力が発生し、体内から温まるという事である。

治療をする事で体内重力が抜け、浮力感がこのような感覚を発生させ、それと同時に、心の開放感により、心が明るく変わる現象が起こるのである。

骨格は臓器であり、免疫と内分泌系の働きがある

私は以前から、重心が治ると、骨格自体が熱を帯び、免疫や内分泌系のホルモンの分泌に作用しているのではないかと思っていたら、二〇一二年十月二十一日の日経新聞の朝刊で、免疫と内分泌系の働きが、骨と深くつながっていると説明している記事を見たので驚いたのである。その記事は物質中心の物質論だが、私の治療は、何度も言うように心を主体として、電氣を主体として考えているので、言い方は異なる。しかし、内容は同じ事である。

私が思うには、骨は電氣の通り道であり、重心を直す事によって、全骨格に高圧の電氣が発生し、体温が上昇し、バイ菌の細菌を殺菌し、免疫効果を高め、さらに、ガン細胞をも死滅させ、細胞の正しい新陳代謝に変える働きがあることが判ったのである。

また、私も知らなかったのだが、「骨免疫学」と呼ばれる新しい医学が注目を集めているという。

「骨と免疫は独立した別のものと長らく考えられてきたが、見方が大きく変わりつつある」

「骨と免疫、深いかかわり?」と題する日経の記事

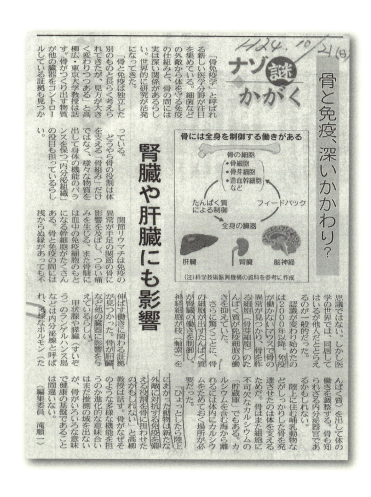

骨と免疫、深いかかわり?

ナゾ謎かがく

「骨免疫学」と呼ばれる新しい医学分野が注目を集めている。細菌などの外敵から体を守る免疫の仕組みと、骨の間には実は深い関係があるらしい。世界的に研究が活発になってきた。

「骨と免疫は独立した別のものと長らく考えられてきたが、見方が大きく変わりつつある」と高柳広・東京大学教授は話す。骨がつくり出す物質が他の臓器をコントロールしている証拠も見つかっている。

どうやら骨の役割は体を支える「骨組み」だけではなく、様々な物質を出して身体の機能のバランスを保つ「内分泌組織」の役目も担っているらしい。

腎臓や肝臓にも影響

関節リウマチは免疫異常が手足の関節の骨に影響を及ぼし、つらい痛みを生じる。また骨髄には血中の免疫細胞のもとになる幹細胞がたくさんある。骨と免疫の間には浅からぬ縁があっても不思議ではない。しかし医学の世界では、同居してはいるが他人だととらえるのが一般的だった。

認識が変わり始めたのは2000年以降。免疫が働かないマウスで骨の異常が見つかり、骨を作る細胞（骨芽細胞）のたんぱく質が免疫細胞の働きを抑えていた。

さらに驚くことに、骨の細胞が出すたんぱく質が腎臓の働きを制御し、神経細胞が枝（軸索）を伸ばす働きに関わる証拠が見つかった。骨が肝臓など他の臓器に影響を与えているらしい。

甲状腺や膵臓（すいぞう）のランゲルハンス島などは内分泌腺と呼ばれ、様々なホルモン（たんぱく質）を出して体の働きを調整する。骨も知られざる内分泌器官であるかもしれない。

陸上に住む哺乳動物などがしっかりした骨を発達させたのは体を支えるためだ。骨はまた細胞に不可欠なカルシウムの「貯蔵庫」でもある。カルシウムを含む海から離れるには体内にカルシウムをためておく場所が必要だった。

「ひょっとしたら陸上にあがった動物は新たな外敵に対抗する免疫を備える役割を骨に担わせたのかもしれない」と高柳教授は話す。骨がなぜそのような多様な機能を担うのか進化的な意味合いはまだ推測の域を出ないが、骨がいろいろな意味で健康の基盤であることは間違いない。

（編集委員　滝順一）

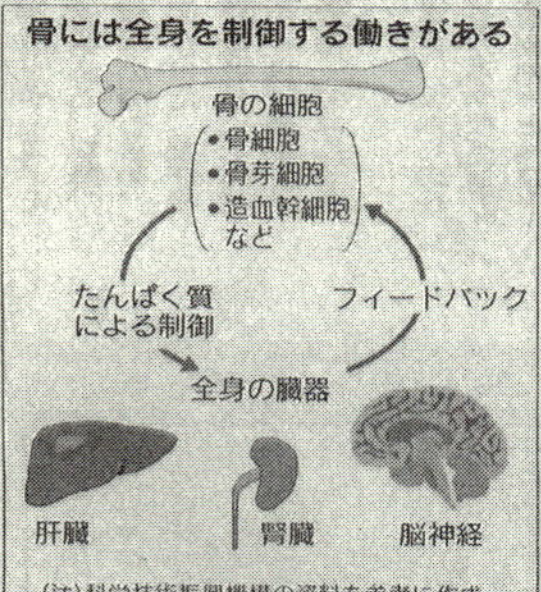

（注）科学技術振興機構の資料を参考に作成

日本経済新聞2012年10月21日

と東京大学の高柳広東京大学教授は話している。

「骨がつくり出す物質が他の臓器をコントロールしている証拠も見つかっている。どうやら骨の役割は身体を支える『骨組み』だけではなく、様々な物質を出して身体の機能のバランスを保つ『内分泌組織』の役割も担っているらしい」と説明しているのである。

私もこの説明に思い当たる事があるのである。

腰痛の治療に来院した患者さんが、腰痛が治ると血糖値が下がり、また、高血圧の人が治療によって、血圧が自然に下がって平均値になったり、さらに、血中コレステロールまで平均値になってしまう事が多いのである。

その原因は、重心が治ると斥力が発生し、正しい骨格（関節も含む）に戻り、さらに心はプラス志向に変わり、そのプラス志向という心から発する電氣生命エネルギーがさまざまな臓器、血液等を正常化させているように思えてならないのである。

エントロピーの減少！　自然治癒力の謎。自然治癒力は斥力によって空間に働く生命場である

ある時、私が近藤裕著『医者に行く前に気づく本』（日本教文社）を読んでいたら、序文で

医師の帯津良一氏が、私が提唱する斥力を「生命場」という表現で書かれていたので驚いたのである。

その文章とは、以下の通りである。

〈私たちの身体は、臓器と空間から成り立っています。例えば、胃と肝臓の間には空間が存在し、その空間に胃と肝臓をつなぐ目に見えないネットワークが張り巡らされています。これが骨と膵臓の間にもというように縦横に重なり合って、人体の一つの〝場〟を与えています。場というのは、ある空間に連続して分布する物理的な量の事です。この物理的量が電気の場合の電場、磁気の場合の磁場はよく知られていますが、人体の場はもっと複雑でとりあえず「生命場」とします。

そして、さらに最近の物理学では、目に見える物体よりも、目に見えない〝場〟の方がより実体的であり、私たちが病むという事も、一つの臓器が病んでいるのではなく、〝場〟が病んでいると考えなくてはならなくなってきました。そして、私達の〝場〟の秩序性を維持する情報を気、〝場〟の一つの表現型を心と考えると、最近の東洋医学や心の医学への関心がよく理解できます。〉

そして、最後に「これからの時代は、この場の本体がまだ解明されていないので、これからの研究が重要である」と述べているのです。

この箇所で帯津氏が述べている「場」こそが、私の主張している「斥力」イコール生命場の事であり、この斥力は電場であり磁場であり、さらに心から成っているという事である。

私が提唱している斥力という生命場は、骨格の空間を主体として全細胞間に働く斥力を中心として成り立っているが、この斥力は、臓器と臓器の間の空間にも働き、私の言う斥力はまさしくこの空間、隙間に働く事である。

この「電場」とは、帯津氏によると、物理学では電氣の流れは電圧と抵抗との関係で説明するが、前述した場を使ってこの現象を電場と呼んでいるという。

エントロピーの減少！生命エネルギーは自然治癒力なり

物理学には、エントロピーの法則に基づく増大と減少というものがある。

これは形ある物はいずれは壊れる、という事で、これをエントロピーが増大すると言う。

全ての物は、時間の経過と共に、秩序ある物は、秩序なき物に必ず変化するのである。

例えば、今あなたが読んでいるこの本も、マイカーも、家も、あなた自身も、必ず崩壊して失われてしまう。

それが、エントロピーが増大する、という事である。

私が治療家になった頃は、骨格の歪みを治すことが腰痛等の諸病を直す基本であると教えられ、そこに集中して治療をしていたが、人間の身体にはエントロピーを減少させる作用、すなわちそれを整える働きが備わっている事を、全く学ぶ事がなかったのである。

ところがその後、人間の生命には、エントロピーを減少させる働きがあるという事に気付いたのである。

「受精し、細胞が増殖し、頭や手や足や内臓等が造られ、やがて赤ちゃんが誕生するというように、生命は自ら秩序を創出する働きがあるのである」。これがエントロピーの減少である。

人間の身体は、年齢と共に、背骨が丸くなり、背骨が狂うという事は、物質としてみるとエントロピーの増大であるが、生命ある人間の体内には、生命の源である自然治癒力という、エントロピーの減少をさせる働きがあるのである。

例えば、前述したように、背骨が歪み、狂うという事は、エントロピーの増大であるが、重心という軸を整えると、背骨の狂いは、自然にエントロピーの減少によって整うのである。その整える働きが自然治癒力である。

このエントロピーを減少させる働きが、私の言う斥力であり、前述した生命場である。

常識から言えば、「エントロピー増大の法則」は、身体の全ての部分に当てはまり、歯や肌、髪の毛に至るまで、個々の物質として見ると、徐々に老化し、最後には消失してしまうのである。

しかし、人間を全体として見た時、エントロピーを減少させる生命の働きが作用しているのである。それが生命力であり、自然治癒力なのである。

そして、この生命力（自然治癒力）は、四次元の働きであり、これは、エントロピーの減少を主体として成っている。従って、現世の三次元では、エントロピーの増大により、全ての物は次第に崩壊するという事である。

生命は、人間の身体を器として働いている。身体を生命という電氣の流れが走り、体内から体外へ、電氣の生命の炎として電氣を放出しているのである。

人間とは、大自然によって生かされて生きている生命体であり、言いかえれば四次元のエントロピーの減少という生かされの世界と、生きているという三次元のエントロピーの増大という世界に生きているのである。

よって、現在の三次元の世界は、エントロピーの増大という法則から成り、生命エネルギー（自然治癒力）は四次元の働きであり、エントロピーの減少の法則が働くという事である。

現代医学は、個々の臓器を物質と見る三次元のエントロピーの増大の法則に基づく医学であり、一般の整体も身体主体の骨格、筋肉等の物質主体のエントロピーの増大を基本とした治療がほとんどである。これからの治療は、生命エネルギー、すなわち自然治癒力を主体として、人間という生命を考えた、エントロピーの減少を主体とした治療が必要になるであろう。

私の治療である重心調整法は、エントロピーの減少を主体としている治療法であり、現代医学が手を焼いている、日本での死亡率1位のガンもエントロピーの増大によって拡大し、転移するのであり、大切な生命エネルギーを主体としたエントロピーの減少を考えた治療が必要だが、現代医学は、薬、手術、放射線というエントロピーの増大の治療法が主体であり、これからの治療の課題となるであろう。

重心が整うとエントロピーが減少し、狂うとエントロピーが増大する

重心によって狂った骨格は、生命力の弱い物質になり、エントロピーの増大によって骨格はズレて、破壊に導かれるが、重心というエントロピーの減少によって再生される。

これは、私が治療経験で学んだ事だが、前述したように、全ての骨格は、重心によって支配されている。という自然の法則により、狂った骨格は歪み（ズレ）、変形、さらに進行すると骨粗しょう症というように、骨自体が弱くなり、ボロボロになってしまうのである。

要するに、狂った骨格はエントロピーの増大により徐々に崩壊するのであり、その原因は、その骨格自体が、生命ある骨ではなく、生命なき物質になってしまうからである。

それを、現代医学は、さらにエントロピーを増大させる薬を与える事によって、余計に骨を弱くさせてしまっている事に気がつかないのである。

骨格のエントロピーの増大を防ぐには、まず重心を直し、斥力によって骨格間の配列を整え、骨格に生命（自然治癒力）を発生させ、エントロピーを減少させる事である。そうする事によって、骨格は生命を復活させ、骨の変形や骨粗しょう症は再生されるのである（27ページの図参照）。

この重心が整うという事は、大自然とその自然の一部の人間がつながり、生命そのものの身体になり、エントロピー減少の状態になり、全六十兆の細胞が活性化し、生命の秩序が再生に導くのである。

心が鍵を握る
エントロピーの増大と減少

これを一言で言うと、正（プラス）の心がエントロピーを減少させ、負（マイナス）の心が、エントロピーを増大させるという事である。

心の積極的、肯定的な正（プラス）の感情が、全細胞をエントロピーの減少に導き、消極的、否定的な負（マイナス）の感情が全細胞をエントロピーの増大を招くという事である。

前述したように、人間の心は、電氣エネルギーであり、心の正（プラス）の感情は、全細胞を活性化させ、再生させる力があり、エントロピーを減少させる働きがある。

また、否定的な負（マイナス）の心の感情は、何度も言うように、心に備わる電氣エネルギーが破壊的に働き、全細胞を物質化させ、エントロピーの増大に導くという事である。

その例が、膝の変形症、圧迫骨折、疲労骨折、骨粗しょう症、虫歯、ガン等である。

よって、常に心は正（プラス）の肯定的、積極的なプラスの感情が大切であり、それがエントロピーの減少すなわち自然治癒力として働くのである。

第四章

心療整体重心調整法の仕組み

自然から学んだ革命的な根本療法

心療整体重心調整法が革命的治療という理由

私の治療が一番の革命と言われる理由は、治療で患者さんの「心を癒す」事ができるという事である。

「心は六十兆個の細胞を支配している」という法則により、瞬時にして、その細胞から成る人間を癒せるという事である。

それを可能にしているのは、心を電氣として捉え、治療しているからである。これについては、第一章を参照していただきたいが、心は六十兆個の細胞、すなわち身体という肉体を支配しているので、治療によって心身を同時に癒すことができるのである。

さらに革命的な事は、細胞に発生するガンをはじめ、諸病に対して効果があり、これが一般の整体と全く違う点である。

第二の革命は、治療方法の革命である。すなわち、「重心を直す事により、全ての骨格が一瞬にして整い、正しい姿勢になってしまう」という事である。

この骨格を動かす主体は自然治癒力であり、よって気持ちよく、安全が保証されており、老若男女に適した治療である。

さらに「自然治癒力によって造られた正しい姿勢は自律神経の働きによって正しい姿勢を維持し、意識せずにさらに正しい姿勢を保って歩ける」という革命である。

第三の革命は、重心（肚）を直す事によって、自然治癒力治癒系システム（自律神経・免疫系・内分泌系・睡眠治癒系システム）が働き、自然治癒力が発動するという原理を発見した事である。さらに、重要なのは「自然治癒力の鍵を握る『自律神経』を、重心を直す事によって整える（調和）事ができる」という事を発見したのである。これは、現代医学でも一般的な整体でも不可能である。

第四の革命については、後で詳述する。

これらの革命は、私が治療経験と感性を通して、四十年をかけて患者さんから学んだ原理であり、これらの革命によって、この本の主題である「自然治癒力革命」は誕生したのである。以後の文章で「重心を治す」という言葉が出てきた時には、この自然治癒力治癒系システムの過程が働くという事を覚えておいていただきたい。

三層から成る心の構造をつなげる「心療整体」の心療とは

顕在意識　＋＋＋＋＋＋

←

潜在意識　＋＋＋＋＋＋＋

←

宇宙意識（大自然）

（四次元・自然治癒力・大自然・強力なプラスの電氣。この＋とは、プラス志向の心の電化したもの）

心療整体重心調整法とは、この三層の「心の構造」、顕在意識、潜在意識、宇宙意識（四次元の自然治癒力というプラスの電氣の心）をつなげる治療なのである。

まず顕在意識の改善を行う。すなわち、重心を直す事により斥力という強力なプラスの電氣が患者さんの全細胞に働き、痛み、悩み、辛さ等のマイナスの電氣をプラスに変える。その途端に、九割の人は心が開放され明るい笑顔に変わってしまうのである。

これだけで症状の軽い人、または早期に治療に来た人は一回で治る人が多いが、潜在意識の中にマイナスの因子がたくさんある人は改善に時間がかかり、治りには個人差がある。

しかし治療を続けるうちに、この潜在意識のマイナスの因子がプラスの電氣に変わると、まず眠りに変化が起き、熟睡ができるようになってくる。これが「治りのきっかけサイン」であり、宇宙意識はプラスの電氣から成っているので、それとつながる事によって、自然治癒力が働き「病気が治る」という過程である。これが私の治療の「心療」の仕組みである。

この自然治癒力とは、大自然のプラスの心の電氣と、その自然の一部である人間のプラスの電氣の心がつながる事によって発生するのである。

心療整体重心調整法は自然から学んだ根本療法なり

心療整体重心調整法は哲学であり、生命エネルギーを高める治療でもある。

人間は自然の一部であり、自然を学ぶには、哲学を土台として人間の根本から考えなければ、自然治癒力の源は理解する事ができないのである。

それだけ自然とは奥深く、今でも完全には解明されていないのである。それは、前述したように三次元の世界にいる我々は、自然という四次元の世界と次元が全く違うためである。

よって、私は今でもこの研究に取り組み、悪戦苦闘をしているのである。

心療整体重心調整法は、自然を対象とした根本療法である。人間は自然によって生かされ生きている自然の一部であり、その自然の一部である人間は心と身体から成り、大自然と生命でつながる開放系で成り立っているのである。

重心によって人間の全ての骨格や関節は支配され、また、心によって六十兆個の細胞は支配されているため、目には見えない自然の法則によって成り立っているのである。

この大自然と、その自然の一部である人間をつなげるものが重心であり、重心とは生命でもあり、そのつながりで全六十兆個の細胞に自然治癒力が働くのである。

よって、全ての症状を対象として効果がある。病名に関係なく、一回の治療で全ての症状に効果があるため、心を主体として心身両面から改善されるのである。これが、この治療の真髄と言える。

また、この治療によって、心と全ての骨格が自然治癒力の働きで整うのである。

例えば、腰痛の治療にくる人は、腰痛のみならず、猫背、O脚状態で、眠りは浅く、食欲もなく、さらに、肩こり、膝痛、鼻の詰まり、不眠、顎関節異常、血圧異常、精神障害等の心身両面に症状が必ず出ているのである。私の治療によって重心を治すと、自律神経が調和し、自然治癒力治癒系システムが働き、これらの全症状が同時に改善してしまうのである。

要するに、全六十兆個の細胞を正常化するという事である。

これが対症療法の現代医学や整体の治療とは根本的に違う点である。

重心を治す事によって正しい姿勢になり、心と身体の両面が瞬時に整うのである（重ねて断っておくが、一回で治る人もいれば、数ヶ月かかる人もいるので治るスピードは個人差がある）。

しかも、重心により斥力が働き、無重量化するので、心身両面の開放で感動してしまうのである。すなわち治療とは感動であり、心の開放なのである。

初公開！重症患者に効果のある非公開の治療法

この治療法は、あまり公表したくなかった非公開の治療法である。その理由は、全ての人に使う治療法ではないからである。

私は、瞑想をしながら「遠隔治療」をやる事がある。

それは治療効果を高め、患者さんの病気を早く治す方法である。

特に重症患者さんには効果がある。これは瞑想中にその患者さんの顔、身体、全体をイメージし、その悪い部分をイメージで治してしまうのである。この原理がわかったのは、人間は全ての人が潜在意識でつながっているからである。

その秘訣を簡単に説明しよう。

早朝に瞑想し、心のレベルを深く深く深く繰り返してゆくと、四次元の宇宙意識とつながり、その状態で治療をするのである。

このキッカケは、いつも私は自分の健康をこの方法で管理し、健康を保っているからである。

それならば治療にも応用ができるのではないだろうか？　と思った事がキッカケである。

全身を使った「氣斥圧」という究極の心を癒す圧し

私の治療に氣斥圧（きせきあつ）という指圧に似た圧しがある。

この圧しは、指圧のように親指を使った圧しが主だが、指の関節、足裏、膝、胸、掌等の全ての部分を使った圧しであり、究極の圧しでもある。

この圧しの特徴は「一指入魂」という心に魂を込めて圧す生命エネルギー注入の圧しであり、

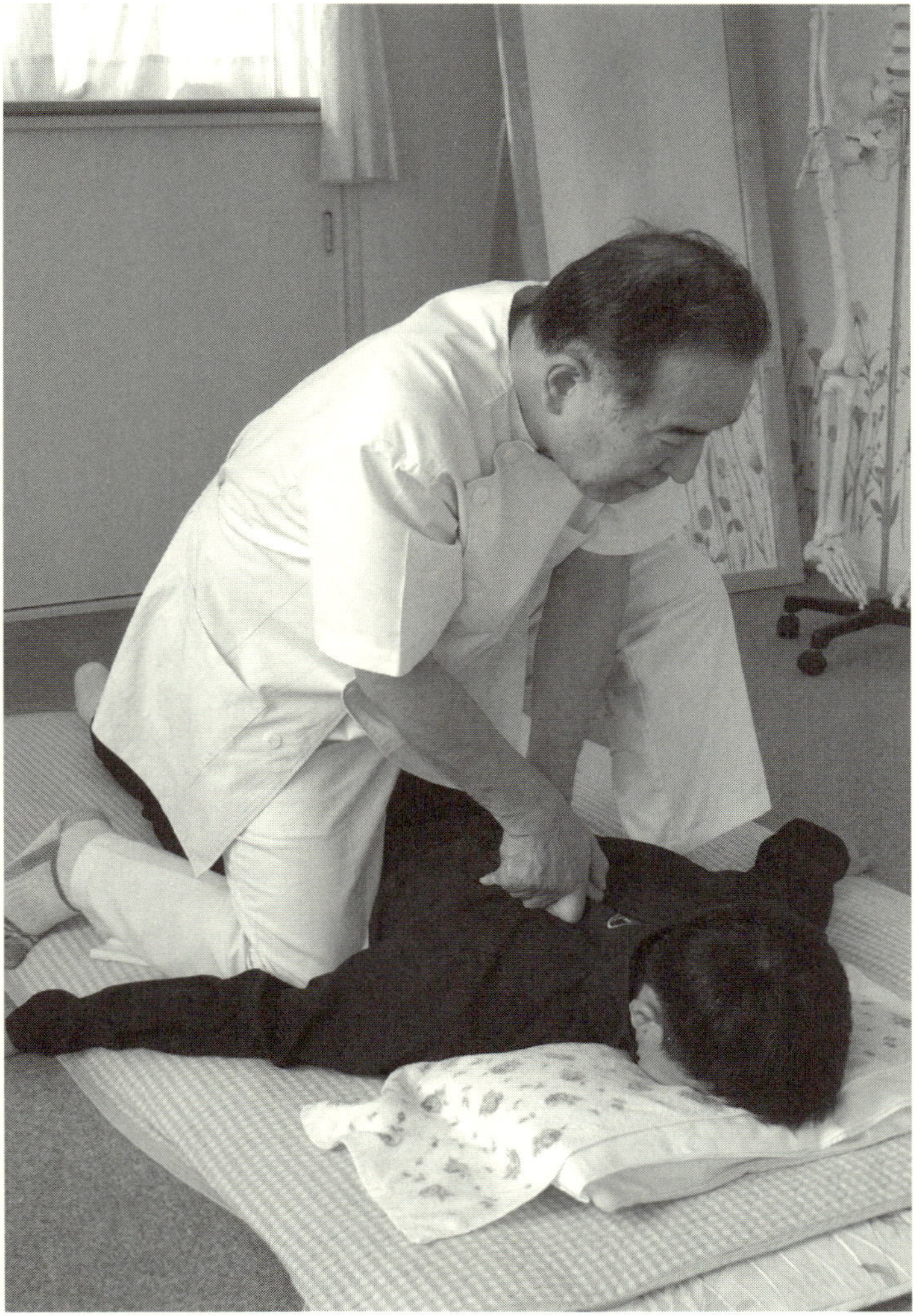

「一指入魂」——氣斥圧という指圧に似た圧し。
魂を込めて圧す生命エネルギー注入の圧し

私の自然と一体になった燃焼した体内から放出される熱を帯びた手指から、患者さんの肌を通して心に効かし、自律神経の副交感神経を刺激し、自然治癒力を最大に発揮させる技である。

この圧しは斥力を使って圧すので「氣斥圧」と呼び、一瞬にして患者さんは脱力状態になり、心の凝りであるマイナス想念の、痛い、苦しい、眠れない、ストレス等の体内重力を解消し、「心を癒す圧し」である。これが氣斥圧の圧しである。

人間の身体の構造は全てが螺旋（曲線）で成り、直線はない

この地球には重力があり、その影響により人間の身体は頭から足までS状の螺旋（曲線）で成り立ち、それは、骨格をはじめ、内臓、神経、血管等の全てにいえることで直線はないのである。

一九九四年七月、女性宇宙飛行士の向井千秋さんが、スペースシャトルのコロンビア号に登場して宇宙に飛び立ち帰還後の彼女の話で印象的なものがあった。

「地球上の重力の下では、私の身長は一五八センチだったんですが、宇宙の無重力の状態では四センチも伸びて、一六二センチになったんです。その原因は、ただ骨と骨との関節が離れた

螺旋体になっている人間の身体

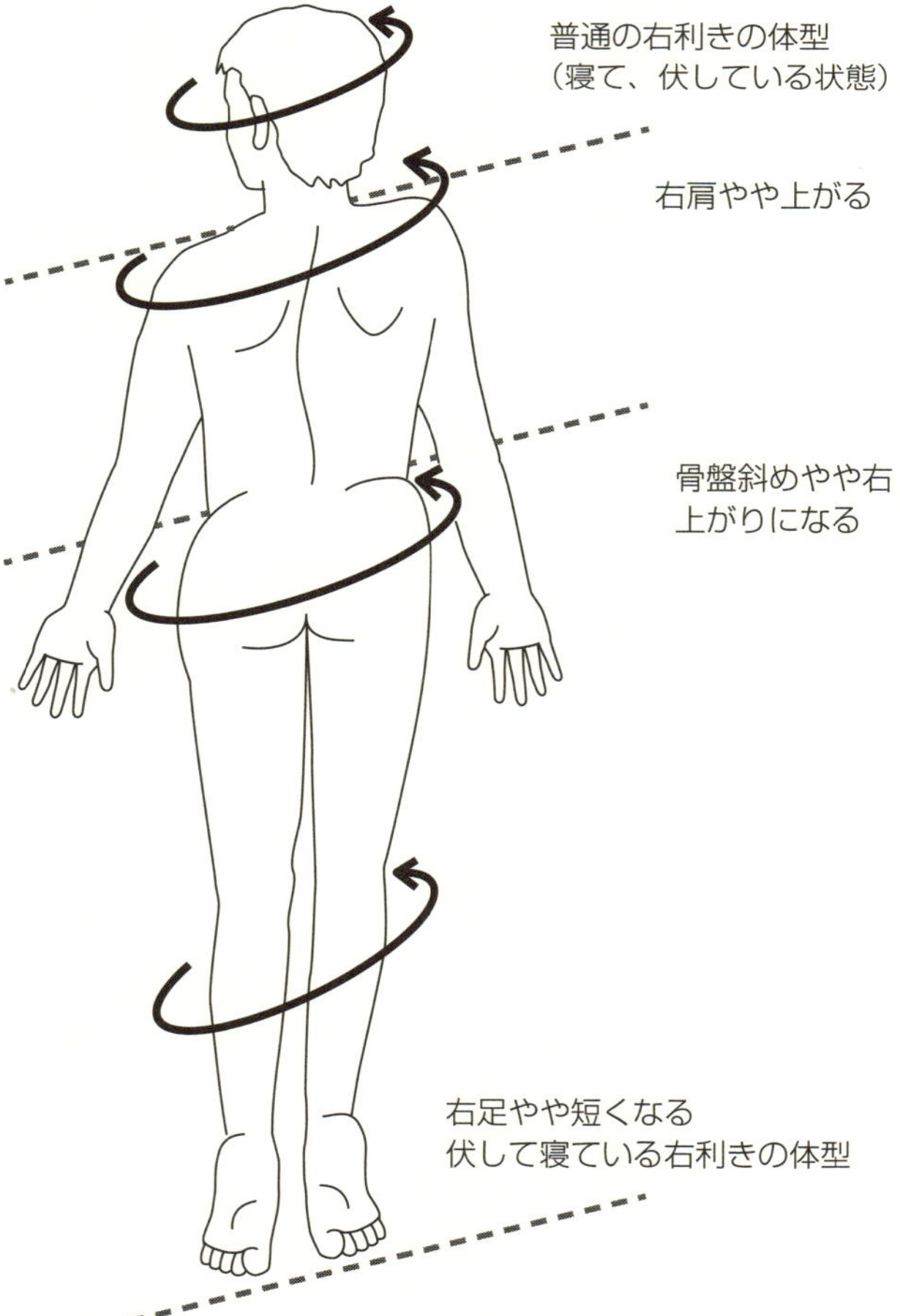

伏しているときは、重力がかからないから
このように弯曲して見えるのである

というだけでなく、身体全体の骨格のS状の螺旋体の曲線がなくなってしまったためなんです」

要するに、地球には重力があるためにS状の螺旋になっていなければならないが、無重力状態にいたために、S状の螺旋の曲線を必要としなくなり、頸椎、胸椎、腰椎等が直線になり、四センチも身体が伸びたのである。

人間の身体は螺旋体に成っていて、大きく分けて、右捻れか左捻れのどちらかになっている。右利きの人は左回りに捻れているために、伏した状態では、右足が短くなると同時に、骨盤は右側の腸骨が上に捻れ右肩が上にあがり、頭は右側部を右に傾けた状態になる。

このように、身体そのものが捻れているために、両足の長さに差が生じるのである。こうした「アンバランス」は大自然の計らいである。両足の長さに差があるからこそ、あるいは、人間の身体が螺旋状に捻れているからこそ、人間は上から下へとかかる重力に対抗することができるし、両足の長さが同じでないからこそ、そこに縮み効果や、バネのような役割をもたせる事ができて、重力がかかった時に両足の長さのつり合いが取れるようになっているのである。

ロボットのように、直線で両足の長さが同じだと、穴ボコのある道路で、穴にはまった瞬間に足を取られて転倒してしまうが、両足の長さが不揃いのためにバランスが取れ、倒れないですむのである。

骨格のズレは筋力による矯正ではなく、自然治癒力のチカラで癒す

整体をはじめとして、現代のほとんどの骨格治療は手技や器具を使って、直接、間接的に骨格のズレを矯正して直し、完了する。よって痛みが発生し、事故もある。私が治療家として駆け出しの頃に習っていた骨格治療もこの繰り返しで、多くの矛盾が生じていたが、治療経験の集大成である心療整体重心調整法により、この矛盾が解決したので以下に発表する。

カイロプラクティックなどの骨格治療における「骨格のズレ」という理論は、約百年前にアメリカ人の治療家によって提唱され、それがそのまま現在まで続いている。私はこれに革命を起こし、骨格のズレという固定観念を破る新しい治療法を発見したのである。

整体などの従来までの骨格治療では、身体（骨格）は物質であり、さらに身体を直線と見るので、骨格のズレを直す矯正という力で正しい身体を目指す治療であるが、私は前述した通り、「人間の身体の構造は、骨格をはじめ血管、神経など全て螺旋で成り、直線ではなく、重心によって全骨格が支配され、その結果、正しい姿勢が成り立っている」という重要な事に気が付いたのである。

要するに、骨格治療の主目的は骨格のズレを直し、身体の骨格を整え、両脚の長さを揃え、身体を直線的に均一化する事であり、それを成り立たせているのは人間による矯正力という力なのである。

一方、私の理論はこの理論とは正反対であり、人間の身体は直線ではなく、前述したように螺旋体で成り立っているというところに大きな意味がある。

さらに重要な事は、全ての物体にはそれを形成している物と、それを支える軸、すなわち重心で成り立っているという事である。物体である人間も、目に見える身体と、それを支える目に見えない重心によって、骨格が支配され成り立っているのである。

従って、骨格治療でいう「骨格のズレ」とは、重心が狂った結果、バランスが狂い、骨格がずれているという事になる。

それをわかりやすく説明すると「重心が狂う↓骨格が狂う↓骨格がズレる」という順によってこれらが発生するという事であり、骨格のずれのみを矯正して直しても、狂わせている根源の重心を直さない限り、骨格は再度ズレてしまうのである。

重心で整えると、骨格のズレは自然治癒力の働きにより自然に正しい位置に戻る

前述したように、重心で整えると、頸髄―胸髄―腰髄が自然に、頸髄（前弯）―胸髄（前弯）―腰髄（前弯）というように正しい弯曲になり、バランスが整う事で、骨格のズレは自然に正しい位置に戻ってしまうのである。

この時、骨格を動かす力は自然治癒力であり、骨格治療での矯正の力は人間の筋力という力を用いており、全く違う力の種類なのである。

このように、骨格のズレの正しい治し方は、自然を通した力が理に適った方法であり、老若男女に適し、安全安心が保証されているのである。

それでは、一般の矯正の力と、重心で動かす方法の違いを説明しよう（次ページの図「一般の骨格のズレを矯正力という筋力を使って治す方法」参照）。

腰椎の②番目は、上からの重みで③番目を圧迫し、腰椎の④番目は下からの突き上げにより③番目を突き上げ、②番と④番の上下の圧迫により、③番目は外に飛び出す。

この骨格のズレの発生は、一番負荷のかかる弱い部分に発生する。後弯は外に向って力が働

一般の骨格のズレを矯正力という筋力を使って治す方法

重心が狂った左真横から見た後弯状態の腰椎５個

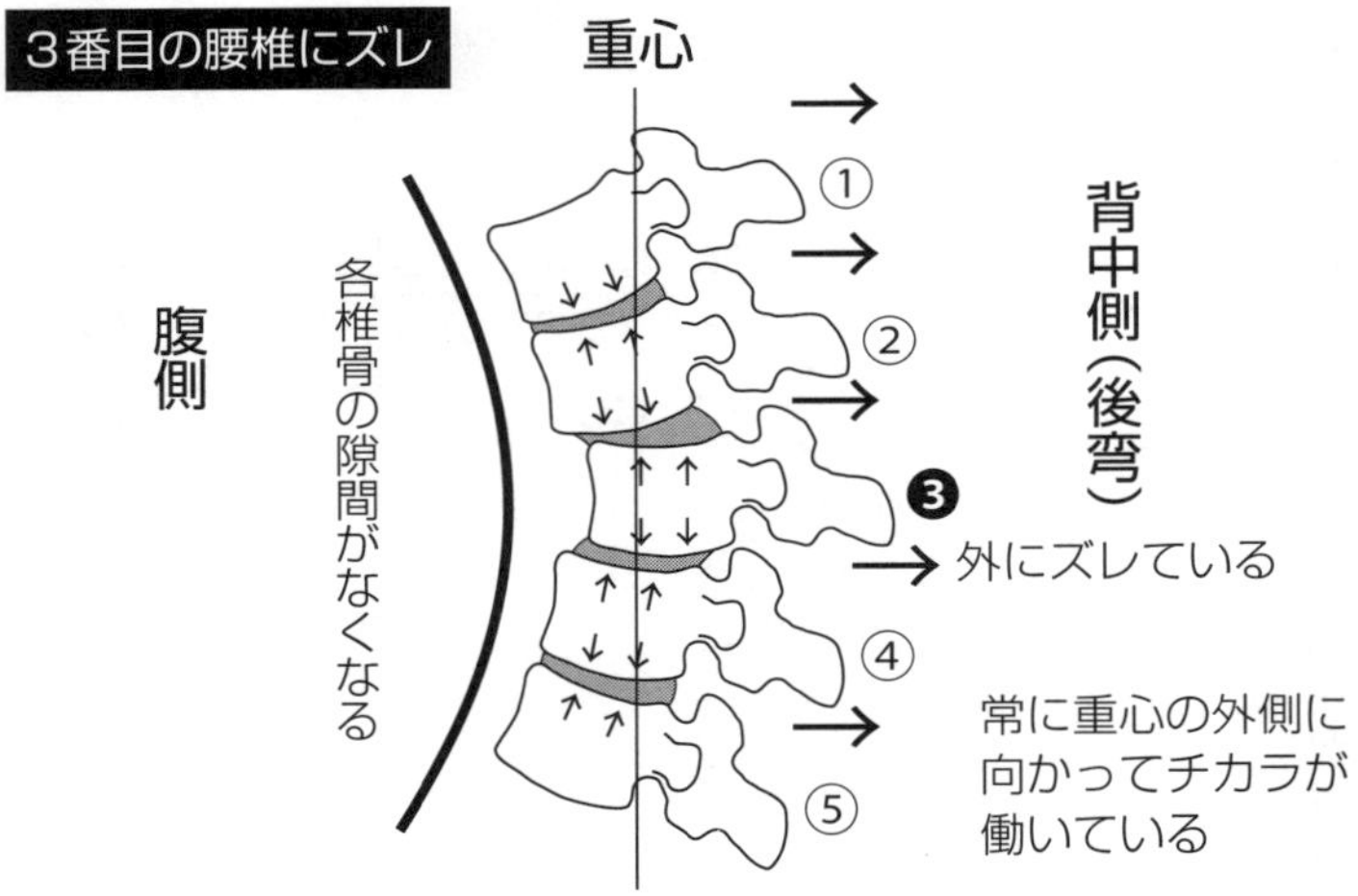

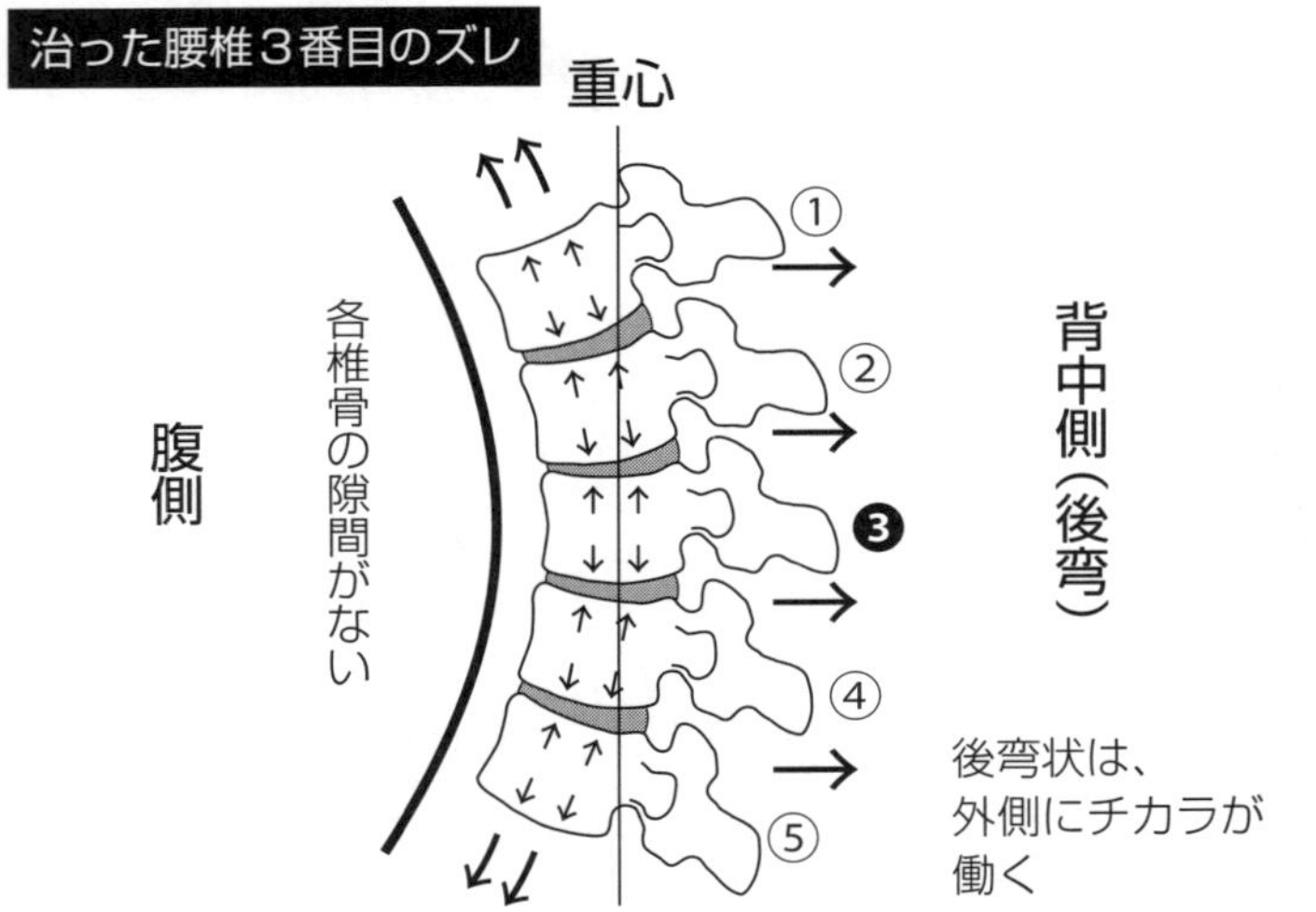

くため、矯正の力で③番目のズレを直す。

矯正の力で直した③番目の椎骨は、一時的には元の位置に戻るが、重心の狂ったままの後弯状態なので、再度、負荷がかかればズレてしまう。その原因は、各々の椎骨に上下の突き上げ、突き下げの力が働いているためであり、その原因は後弯のアーチにある。最たる原因は外へ重心が狂ってしまっている事にある。

さらに腰椎の五個が後弯になる原因は、その上にある胸髄十二個の後弯にある。

重心で治すと腰椎が自然に前弯になり、自然に骨格のズレは戻る

次ページの図「骨格のズレを自然治癒力（重心）で治す方法」を見ていただきたい。前弯は内側に向かって力が働く（重心）。要するに重心に向かって動く。

このように、腰椎五個を重心を内側（中心）に治し、前弯に治すと、各椎骨に均等に圧力がかかるので、各々が安定してズレにくい。

たとえ腰椎の③番目がズレても、後弯のアーチから前弯のアーチに治した途端に、外側へ向って働いていたチカラが内側に向って働き、自然治癒力の働きにより自然に戻る。この事からわ

骨格のズレを自然治癒力（重心）で治す方法

重心の整った前弯状態の腰椎５個

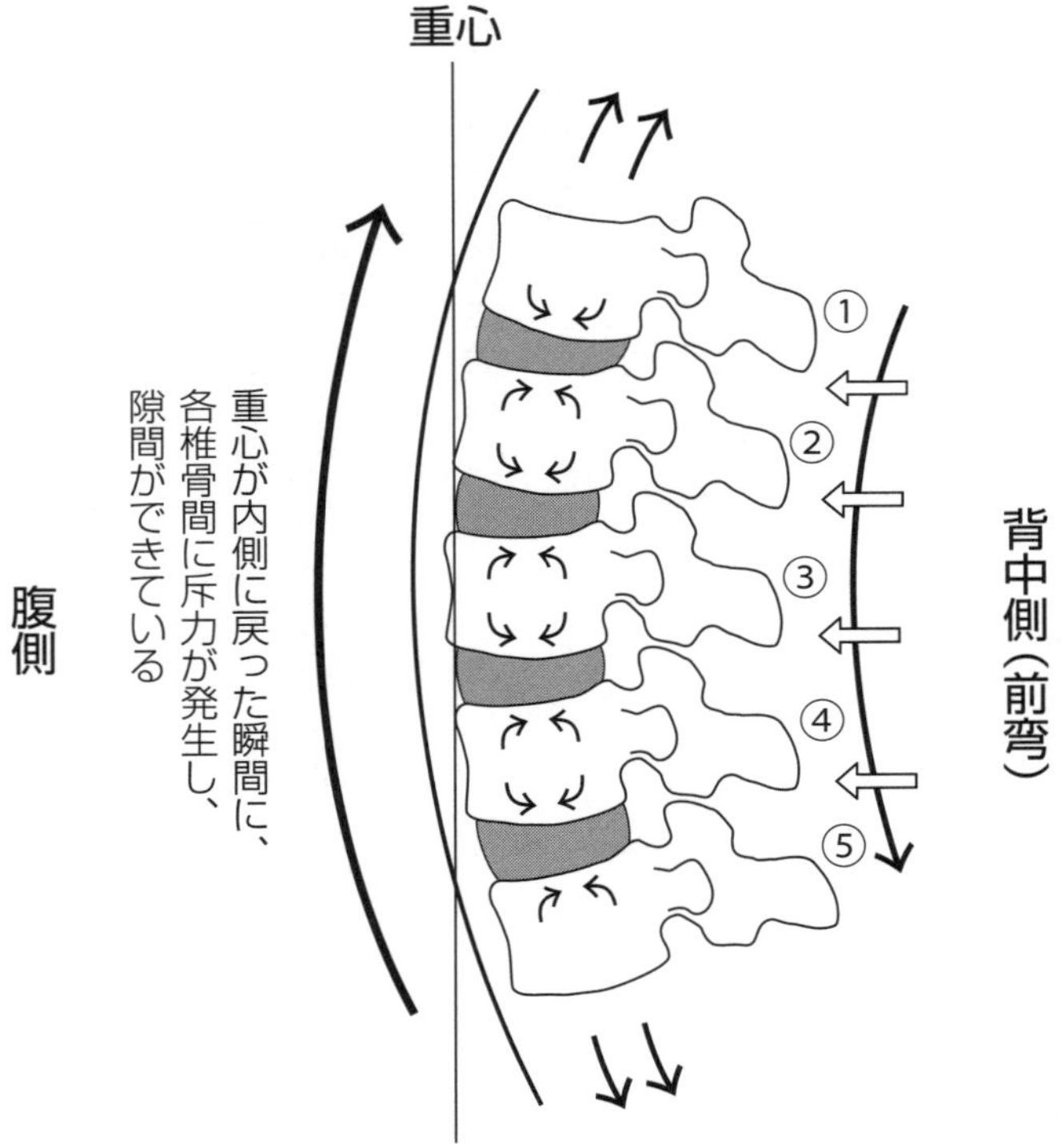

前弯は、重心の内側に向かってチカラが働く。
即ち重心に向かって動く

かる事は、各々の椎骨は重心に向かって動くということである。
よって、重心によって全ての関節（骨格）は支配されている事がわかる。

重要な骨格のずれを治す本当の力の発見

前述したように私の治療における骨格のずれの動かし方と、整体等における矯正という力での骨格のずれの動かし方とは百八十度全く異なる。これは重要なので詳しく説明しよう。

一般的な骨格治療のように、骨格のずれを矯正し、動かす施術では、例えば腰痛であれば「腰椎」という骨を直接動かして治そうとするが、これは大きな錯覚である。

人間ができるのは治す「きっかけ」を与える事であり、実際に治すのは人間ではなく、自然なのである。それを、整体等では矯正という力で治そうとしているという事である。

人間の骨格は重心によって支配され、動かされているのであり、その重心を動かさずに、骨格のみを動かしても、一時的な処置に過ぎないのであり、しかもこの時に治療事故が発生しやすいのである。

重心が正しい位置に戻れば、自然の動作の動きによって、腰椎のズレは自然に正しい位置に戻るのである。これが正しい骨のずれの動かし方である。

一般的に使われている矯正という力は誰でも使える上に、その性質は強く、痛みを与え、治療事故を招く力であり、また一時的な効果しか生まない力なのである。骨格治療で時々起きる治療事故や骨折、怪我などはその結果である。

一方、自然の力は自然治癒力であり、安全が保障され絶対的であり、老若男女に適する力なのである。

また、この力を使うには、技術の習得を必要とする。矯正は部分的な骨格は動かせても、身体にある「頸髄・胸髄・腰髄」という弯曲を正しく前弯に直す事ができないためである。

この三大弯曲は、重心が正しい肚の位置に来るときにのみ自然に整うのであり、その結果、全骨格が整うのである。

整体等では骨格のずれを治す事で腰痛等を治そうとするが、治す事の基本は自然であり、人間には治す事ができないのである。

人間が骨格のずれを直そうとする事自体が間違っていると気付く必要があり、骨格のずれは、人間ではなく自然治癒力が治す分野なのである。

私が治療家として内弟子に入り、「骨格のずれが腰痛の原因である」と教えられ、どうしても納得ができなかった理由がこの原理であり、重心を発見したことで、正しい骨格のずれの動かし方を自然を通して学んだのである。

胸髄の十二個の弯曲に潜む神秘。それは前弯にあり

一般的に胸椎はやや後弯になっているが、このやや後弯状態に問題がある事がわかったのである。前述した腰椎が後弯になりやすい原因は、この影響が大きいのである。

これは、腰髄のみならず、胸髄の十二個の椎骨にも言える事である。

重心で姿勢を直すと、自然に胸髄が前弯になってしまうのである。

今までは原理がよくわからなかったのだが、その原理がわかったので説明しよう。

一流のアスリートに共通しているのは、背骨である胸椎が前弯のアーチになっている事である。

その代表格がメジャーリーグのイチロー選手である。野球選手は特に胸椎が前弯のアーチでなければ、理に適った走り、投球、打撃はできないのである（理由は後述する）。

解剖書では、この十二個からなる胸髄はやや後弯になっていて、主な働きは上、下に伸ばす

時とか曲げる時に動き、横の回転の動きは少なく、限定的である。

前側に二十四本から成る胸郭という「かご」があり、内臓を守る働きがあるために、限定的な動きになるのである。

しかし人間は動物であり、動くという事から見るとこの胸椎の後弯は問題がある。

さらに健康面から言っても問題がある。日本人はどうしても胴長、短足という人種の影響により、この後弯がさらに強まり、猫背になってしまうのである。

このように、胸椎の後弯状態は、運動面、健康面にも、悪影響を及ぼす原因になっているのである。

話は戻るが、運動面から見ると、例えば野球の打撃でいえば、前述した理由により胸髄は横の回転は弱いが、その上下にある頸椎と腰椎は横の回転の働きが主なので、そのつなぎとして胸椎を使えばよい。それには、後弯状態の胸椎を前弯になるように伸ばし、頸椎七個、胸椎十二個、腰椎五個の合計二十四個を一本の前弯状態の背骨として横の回転に使えば、バットを握る時、全身を使った遠心力を伴う回転力を発揮する打撃ができるのである。

よって、多くのアスリート達は、自然に胸椎が前弯になるのである。そして、この胸椎の十二個を前弯にする事により、背骨にある脊柱起立筋を最高に使える事が、さらに強力な力を生み出すのである。

右横から見た胸椎

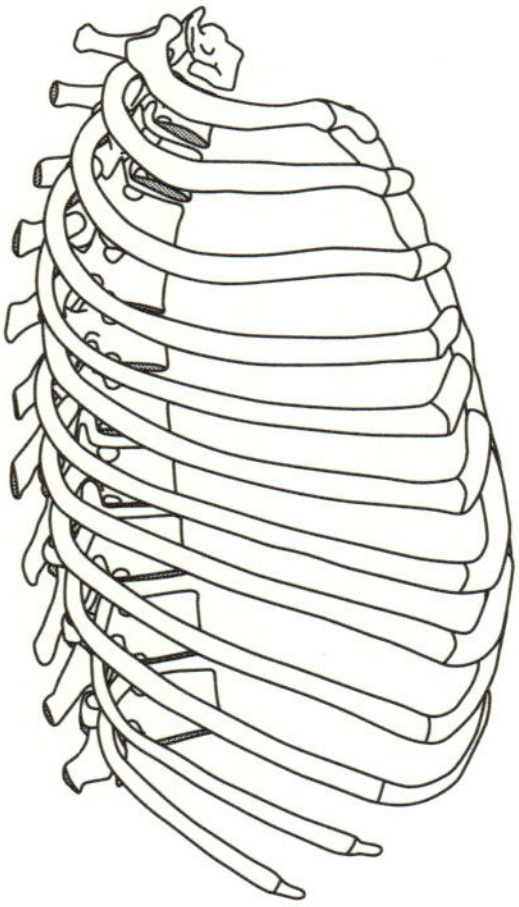

後弯

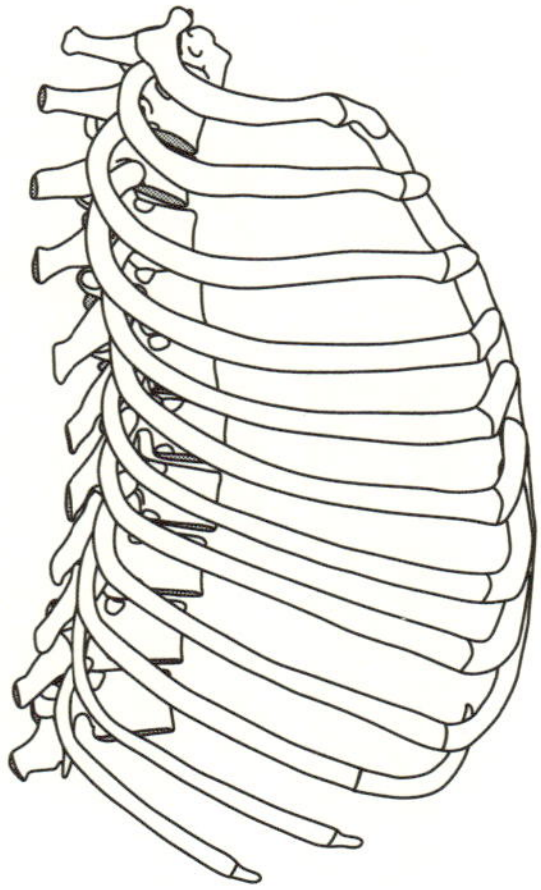

前弯

自然から学んだ瞬時に猫背を治し、重心を治す神技（胸郭調整）

それでは、胸髄を後弯状態から前弯状態に一瞬で治す治療技を紹介しよう。

重心調整法の多くの技の中で、最も要となる「神技」胸郭調整である（次ページの写真参照）。

これは、私が内弟子時代に習った胸椎調整をさらに創意工夫し、試行錯誤した結果誕生した技であり、神技ともいえる。瞬時に猫背が直り、斥力の働きにより、無重力の感覚を発生させる要の技でもあり、さらに心のストレスを一瞬にして解放させ、心を感動させる衝撃の技である。

これは治療の最後に行う技術で、私が立ったまま全身脱力状態で、患者さんの体重を百パーセント使い、私の胸に乗せて操作する技だが、一瞬にして脳に衝撃が走り、人生観まで変わってしまう人もいる。

脳と脊髄の中には、脳脊髄液という液体が脳から腰の上の方まで循環している。この脳脊髄液を動かすことで、一瞬にして脳に衝撃が加わる。つまり、急に動かされた脳脊髄液は電氣を発生させ、それが脳に衝突する。脳自体も電氣の配線のかたまりであるので、脳自体がその電

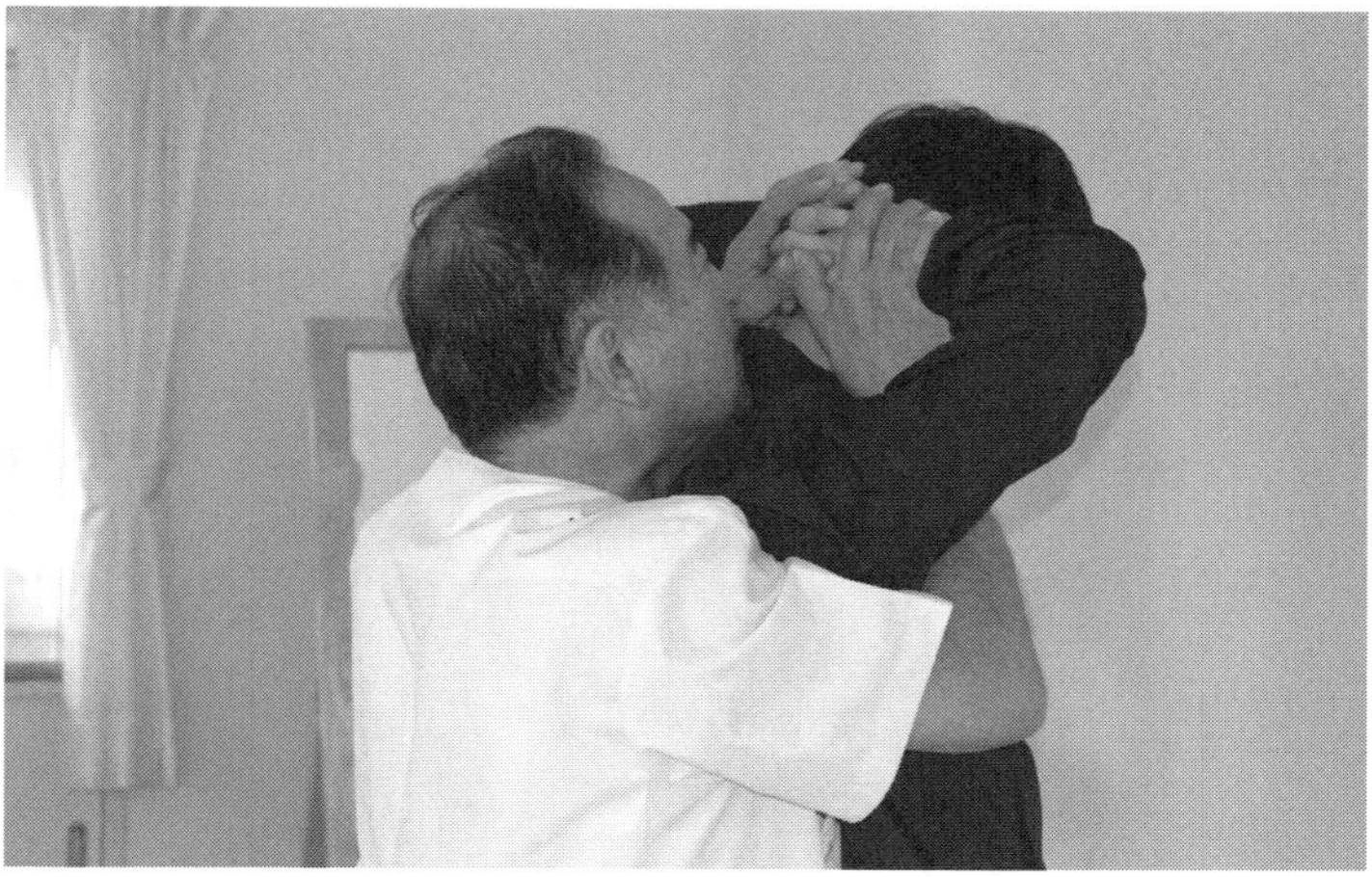
胸髄を後弯状態から前弯状態に一瞬で治す治療技「胸郭調整法」

氣によって活性化し、その衝撃が両目を通して外に放出されるのである。

よって、治療後の患者さんからは「両目がハッキリし、視界が変わって見える」という声がよく聞かれるのである。その時の患者さんは、身体全身が無重力感で満たされ、脳も無重力感の発生により活性化し、心が感動し、今まで圧迫されていた目が開放され、両目も活性化され、視界が変ってしまうのである。

この胸郭調整は、重力を使って一瞬にして骨格を動かすが、猫背で背骨が硬直している人には少し治療効果を感じるのに時間はかかる。しかし、整体のように筋力を使って無理に矯正をする時には、背骨はボキボキと緊張した痛みを伴う「矯正音」を発するが、私の治療は重力という上から下に働く力と、私が全身脱力状態の立った姿勢で胸に乗せ、自然に動かすので、ポキポキという流れるような「自然な音」で、軽音で気持ちよく、老若男女に適している。心を感動させる要となる神技の一つである。

このポキポキと鳴る振動音が、脳脊髄液を押し上げる原動力になっているのである。このようにして一瞬にして重心を正しい位置に動かす事ができるのである。

胸椎十二個は一般的な日本人は解剖学的にやや後弯状態だが、正しい重心になると自然に前弯になるとここまでに述べてきたが、重心で直す事によって、さらに重要な事を発見したのである。

肩甲骨は骨盤と相関関係にある。O脚・X脚が簡単に治る原理

この原理も治療をしていて気が付いた事だが、「肩甲骨と骨盤は連動して動いていて、重心が狂うと、猫背状態になると共に、同時に肩甲骨が両方共に前に傾き猫背になり、さらに、連動して骨盤が開く」という関係で成り立っているのである。

わかりやすく説明すると、正しい重心の時の肩甲骨は胸が開き、両肋骨も開く事によって、その上の端にある両肩甲骨も自然と外側に向かって開き、連動して骨盤は自然に閉まる。そし

て、頸椎七個、胸椎十二個、腰椎五個は、一本の背骨として前弯になる。

・正しい重心→両肩甲骨が開く→背骨が前弯する→骨盤が締まる
・重心が狂う→猫背になり両肩甲骨が閉じる→背骨が後弯する→骨盤が開く

このような関係で成り立っているのである。

一般的に両下肢は、まっすぐに伸びた正しい両下肢と、O脚、X脚というように色々な人がいるが、これも重心の違いにより発生するのである。

O脚の人は重心が狂い、前述したように両肩甲骨が閉じ、猫背になる事によって骨盤が開き、両膝を外側に曲げ、O脚になる事によってバランスを取っている。これは、重心が狂うと自然に踵に力が入り、さらに猫背による上からの重しにより両膝が外側に開き、O脚になってしまうのである。

X脚の人は、両膝の内側に力が加わり、前述した理由によりX脚になってしまうのである。

これらの事からわかるのは、正しい重心は両肩甲骨が開き、背骨は前弯になり、骨盤は締まり、両下肢はまっすぐに伸びるという事であり、重心が狂うと、両肩甲骨が閉じ、背骨も猫背で後弯になり、骨盤が開き、両下肢もO脚、X脚になるという事である。

そして、正しい両下肢とは正しい重心が足の親指の両拇指球に落ち着き、肚に力が入る事によって、肚と両拇指球をつなぐ重心軸が一直線になるので、自然にまっすぐな両下肢になって

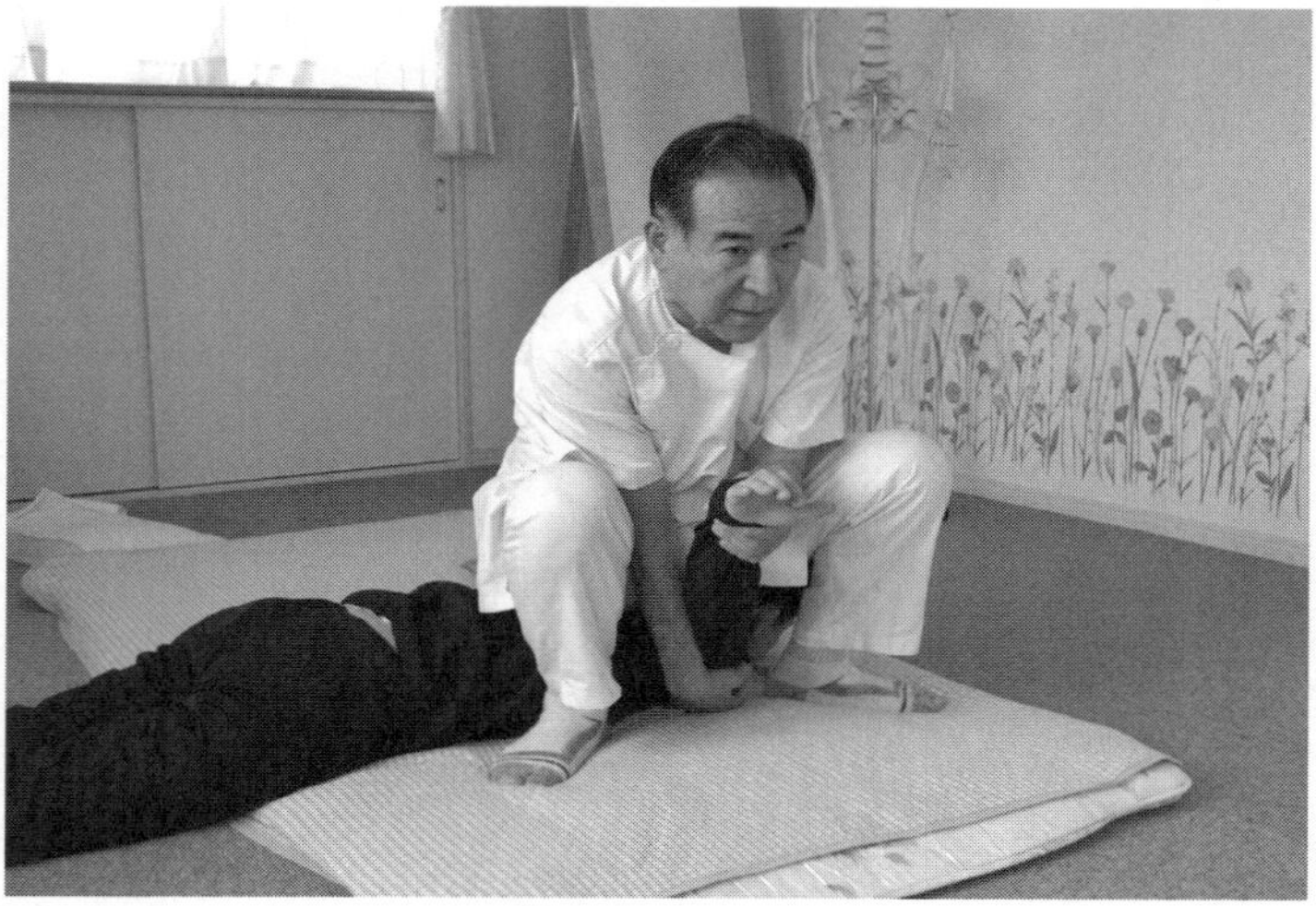

著者の原点ともいえる技「肩甲骨調整法」。
これによって両肩甲骨を引き起こすと、
重心が一瞬にして正しい位置に動く

しまうのである。この両下肢は、正面から見ればまっすぐに見えるが、横から見るとやや前弯（前傾）になっているのが特徴である。

A．要の技！「肩甲骨調整」

この肩甲骨の治療技は、私が内弟子時代の治療中に偶然に発見した治療技であり、当時の治療では他の技を使う事を禁止されていたために、皆から批判された技だったが、私は支部長という立場で独立してやっていたので誰にも注意されず、その効果に驚き、一人でますます磨きをかけた思い出の技でもあり、これを原点に私の治療の下地が造られたのである。

この肩甲骨調整法の技は、胴長の日本人には猫背を治すのに即効性があり、この肩甲骨調整で両肩甲骨を引き起こすと、一瞬にして重心が正しい位置に動き、前側の胸部のカゴが拡がるとともに、両肩甲骨と前側にある胸骨と鎖骨をつなぐ「胸鎖関節」が自然に整い、両肩甲骨が自由自在に動くとともに両上肢までが自由自在に上に挙がってしまうという便利な技で、上半身の障害には欠かせない技であり、上半身の重心を治す要の技であり、猫背にも即効性のある技でもある。

B．治療のポイントは肩甲骨を操作する事

この事からもわかるように、治療のポイントは、肩甲骨を操作する事によって骨盤を動かし、頸椎七個、胸椎十二個、腰椎五個、両下肢も前述した通り、重心の力によって自然に前弯になってしまうのである。この時の骨盤も、自然に前傾になってしまうのである。よって、このように重心で動かすと、自然に頸椎、胸椎、腰椎、両下肢と四つの前弯アーチになる事がわかる。

斥力の働きにより、フワーっと浮く感覚になる。よって、正しい姿勢はやや前傾になる。この時の重心は肚にあり、両下肢の両親指の両拇指球に全体重が乗っている(93ページの図参照)。

このように、重心で動かすと、骨格治療のように部分々々の椎骨を矯正する必要もなく、重

心という軸を造れば、全ての骨格は自然治癒力の働きで自然に正しい位置に戻るのである。要するに、「全ての骨格は、重心によって支配されている」という事である。

そして、この時の正しい姿勢で最も大切な事は、フワーッとした全身が浮いているような状態が本当の正しい姿勢であり、治療を通して重心が治ると、一瞬にして無重力化するので身体が浮いているような感覚になるのである。これは斥力の働きであり、遠心力と求心力が調和するからである。

第四の革命は姿勢修正と後遺症予防が同時に可能

第四の革命は現代医学で骨折治療後、捻挫治療後、出産後の骨盤調整等の姿勢修正がなく、また後遺症予防等の治療の仕組みが組み込まれていないので、この姿勢修正と後遺症予防の両方を同時に重心を治す事により達成できる革命である。

例えば整形外科で、骨折や捻挫等で患部が治ればそれで完了となるが、なお治療後に骨折周辺の筋肉が硬直し、動かない時は、リハビリ治療を通して筋肉をほぐしたり、運動療法を通して、筋肉を鍛え、歩けるように訓練して、そして歩けるようになればそれで完了なのである。これが現代医学の骨折等の一通りの治療なのである。

これでは、大切な事が盲点なのである。

それは骨折などで長い間松葉杖をついたり骨折患部を固定した状態での悪い姿勢のまま数ヶ月を過ごし、その骨折患部が治っても、その骨折期間の悪い姿勢はそのまま終了し、その悪い姿勢の結果、腰痛が発生したり、膝が痛くなったり、手が上がらなくなったりするなど、のちに身体のあちらこちらに後遺症が発生する事が多いのである。

要するに、現代医学は部分の骨折の患部が治れば、その後の悪い姿勢はそのままで正しい姿勢にまで直してくれないのである。その結果、骨折が治ったあとでさまざまな後遺症が発生するのである。

私は、治療経験でわかった事は、骨折中でも、重心を治す治療をしながら、その骨折治療をすれば、自然治癒力の働きによってこの骨折箇所の新陳代謝が高まり、再生が早まると共に、正しい姿勢の状態で骨折が治っていくので、リハビリの必要もなく、骨折後の後遺症もなく、治る期間も病院より早く治るのである。

このように、「骨折個所」と「正しい姿勢」を同時に治す事の革命である。

重心調整は、治療と同時に美容効果も兼ねる

この頃、若い女性をはじめ年配の男性、またサラリーマンの男性から意外な声を聞くのである。

腰痛治療にきた女性が、初回の治療が終わった途端にウエストが締まって、ベルトの穴二つ分、お腹周りが痩せたというのである。重心が治ると骨盤が締まり、猫背が治り、背骨が伸び、ウエストがくびれて締まるのである。

このように、重心で治すと骨盤が締まるので、身体全体が締まり、スリムに見えるのである。腰痛等の症状があると、骨盤が開き、硬直して動かなくなるので、ウエストの周囲に脂肪がつくと共にさらに猫背になり、肩甲骨が硬直して前傾し、動かなくなる事で二の腕の付け根の周囲に脂肪がつき、さらに首周りにも脂肪がついてしまうのである。

しかし、重心を治して正しい姿勢になると、猫背が治り、背骨が伸び、胸が張るようになり、両肩甲骨が緩んで動くようになるので、二の腕に付いた脂肪も徐々に減り、全体的にスリムな身体になってしまうのである。

さらに、背中の起立筋と、両足の前側にある太腿四頭筋という大きな筋肉を主に使うようになるので、食事によるダイエットをしなくても健康を保ち、スリムになれるのである。

さらに不思議な事に、この自然のダイエットはスリムになって脂肪は減るが、体重はあまり変わらないのである。筋肉を主体に使って脂肪を燃焼させるので、その脂肪分だけ筋肉の重量が増すからである。

このように、治療によって正しい姿勢になる事で、全身がバランスよく動くようになるので、余分な脂肪は自然になくなってしまうのである。

その結果、多くの女性たちが、今までとは違う締まったプロポーションやヒップアップ、バストアップなどの変化に驚き、精神的にも若返っている。そして、周囲から、その秘訣を聞かれることが多くなったというのである。

このように、治療と同時に美容効果も兼ねているのである。

治療は予防医学の「病気にならない身体」の治療も兼ねている

私は今まで、治療は病気を治す事を目的とするものであり、病気が治ればそれで完了という認識でやってきたが、さまざまな患者さんの治療を通して、この考えは間違いだとわかったのである。

健康を回復した後も、患者さんが治療効果の素晴らしさに驚き、予防として自主的に定期的に治療を受けに来院してくる人が多いことから、私の治療は、治療のみならず予防医学としての「病気にならない治療」にも適している事がわかったのである。

そして治療は、病気が治ったら完了するものではなく、それ以後の健康を保つための予防医学としての治療の方が、治す事以上に重要であるという事を患者さんから学んだのである。

治療とは「病気を治す事は手段であり、目的は病気にならない身体を維持するもの」なのであるという事を学んだのである。前述したように、これは女性に圧倒的に多いのだが、治療は美容でもある。

また、ゴルフで腰痛になって来院した男性（四十歳）は、腰痛が治った途端に重心が安定し、正しい姿勢になり、ゴルフの球も今までより飛ぶようになり、姿勢の重要性に気付き、定期的に来院するようになったのである。

また、ある女性（四十三歳）は小さい頃からのアトピー症状のため、今までのステロイド治療の副作用を回復する目的で来院し、初診から四～五年になるが効果を上げている。

また、ある女性（六十五歳）はスポーツと登山を楽しみたいと、身体の手入れと姿勢の安定を求めて定期的に来院している。もはや二十年が過ぎ、今では年齢を感じさせないくらい若く見え健康そのものである。

しかし、圧倒的に多いのが病気予防である。ある患者さん（女性・四十七歳）は十年前からどこへ行っても腰痛が治らなかったが、当院の治療で治ってからは定期的に来院している。今では月一回の来院の頻度だが、この人の身体の変化は驚くほどである。猫背とO脚が治り、さらにスリムになり、春に発症する花粉症が治り、冬の手指のひび割れ、ストレートネック、顎関節異常、便秘等の全てが治り、正しい姿勢になり、今ではどこも悪くないというのである。それでも自主的に定期的に来院するのである。

また、治療自体が全身がリラックスして気持ち良いからと、治療の快を求めて健康を目的として定期的に来院する人が多いのも当院の特徴であり、これは女性が多い。

このように、予防を目的として来院する人は当院では年々増加傾向にあり、私の治療は心を明るく変え、正しい姿勢になり、前述した自然治癒力治癒系システムの働きにより治療するとともに、予防医学になっているのである。そして、自然にガン予防にもなっているのである。

第五章

薬でなく自然治癒力でガンを治す秘訣

現代医学でも困難なガンが自分で治せる

現代医学への忠告。
私がこの章の最初に言っておきたい事

三次元の対症療法の現代医学のガン治療は、重要な事を見逃し、その結果、三十七年間もガン死亡率一位を更新中である。その重要な事とは、心を抜きにした対処療法に終始している事である。

私はあえてこの章の最初に、現代医学のガン治療の発展を願って苦言を呈しておきたい。それは、私が医者の立場ではないから書ける事であり、自然治癒力を使う治療師の立場として現代医学の発展を願い素直に耳を傾けて欲しいという願いをこめて書いているのである。

前述したガンが三十七年間も日本のガン死亡率第一位を毎年更新し続けている大きな原因は、現代医学の対症療法は「発生したガンという物質」の治療であり、「心」の事を全く考えていない事にある。

現代医学は、その真の発生原因を抜きにガンという物質に対しての新薬の開発や手術に治療法を求めている。これは、現代医学が三次元の世界の中での対症療法の身体主体の医学で成り立ち、最も重要な「心」の事を全く考えていない事を示している。現代医学のガン治療の主目的は、「発生したガン細胞」という物質に対しての治療であり、そのガン発生の原因は不明なのである。

現代医学が知らない「心～身体～自然治癒力」のつながり

そして現代医学の忘れている重要な事は、人間に備わる心と身体、それにつながる四次元の自然治癒力の研究が全くなされていないという事である。

ただし、頼もしい事に一部のガン治療の専門の医師たちも、自然治癒力の重要性に気付き、実際に病院における治療に取り入れ、効果をあげているのである。その医師たちの一人が、ガンの権威である帯津良一先生である。

先生は著書『生命場の奇跡』（サンマーク出版）の中で、「ガンの治療成績を飛躍的に向上させるには、自然治癒力以外はない」と断言し、さらに続け、「それは『心』の重要性である」と述べているのである。

また、医師でもある大学教授の安保徹先生は著書『免疫革命』（講談社インターナショナル）の中で、「ガンの三大治療法ではガンは治らない」といい、その理由まで説明をしているのである。さらに、心の重要性までも指摘し、「ガンの原因は、心のストレスが原因である」と説明し、具体的に原因の八割は心のストレスであると述べているのである。

このように、現代医学の一部の医師たちも心の重要性に気付き、自然治癒力という言葉まで口にしているのである。帯津先生や安保先生が主張する「心と自然治癒力の重要性」説と私の主張する説は、見事に合致する。自然治癒力の重要性を主張する両先生は、心の重要性も同時に訴えているのである。

私は、現代医学（三次元）とは百八十度違う治療法（四次元）を発見し、自然治癒力を使って実際にガン患者さんを治療している。その結果、ガンが完治した事が実証されているのである。

現代医学におけるガンの三大治療法は、医者が治し、本来主役であるべき患者自身が常に受身になっており、言わば医者頼みの治療になりきっている事が問題なのである。それがまた、ガンが治りづらい最大の原因でもある。

全ての病気は、自分の心によってつくられたものであり、自分の心を通して自然治癒力が治すものであり、自分以外には治せないという事である。前述したガンの専門医の二人の先生が説明していたのも、まさにそのことなのである。

自然（四次元）を忘れた現代医学のガン治療に問う。完治とは一時的処置なり。そして再発を伴う

現代医学の対症療法であるガンの三大治療法でのガン完治は、治ったのではなく、一時的処置であり再発を伴う。しかし、自然治癒力を使うと本当の完治が起こる理由を説明する。

現代医学におけるガンの三大治療法とは「抗ガン剤」「放射線」「手術」であるが、抗ガン剤はガンを縮小させる事が目的であり、放射線もガン細胞に放射線を照射させ、その患部のガンを消失させる事であり、さらに手術は胃のガンの場合は、胃のガンの細胞を切り取る事によりガンを消失させる事であり、その結果、ガンがなくなれば完治となり終了となる。これが三次元の対症療法の現代医学のガン完治なのである。

ところが、その後にガンの再発が多いのも特徴であり、それはガンが根本から治っていない事を実証しているのである。

私のいう本当のガンの「完治」とは、自分の心が変わって、自然治癒力の働きによって自分で治る事をいい、前述のように医者によっての完治は治ったのではなく、一時的処置であり、その結果再発を伴うのである。

要するに、「治るとは自分の自然治癒力で治る事」であり、「医者のいう完治は、自分の完治ではなく、医者による完治なので一時的処置であり、治ったのではない」という事を覚えておいてほしい。

これらの説明は、本章で詳しく書いていくので、納得されると思う。

以上のことを踏まえたうえで、読み進めていただきたい。

ガンと心はつながっている。だから、ガンは自分以外に治すことはできない

私はこの治療の世界に入って、まず心を癒す治療を求め、いろいろな事を体験し、研究し学んできたが、この研究で教えられた事は、人間に発生する全ての怪我、病気、不幸などの元になる原因は「心」にあるという事だ。

そして、前述したように重心の重要性に気付いて、重心を治すことで斥力が発生し、この働きが心を浄化し、プラス志向に変えるという事が治療を通して証明され、心は全細胞を支配し、心の回復により自律神経が調和し自然治癒力が働くという原理がわかったのである。

そして二十年近く前から、この治療はガンにも効果がある事がわかり、研究を続けてきたの

である。後述するが、現在当院に通院中の患者さんのガンが消えてしまったのである。

この人はガンを治すために当院に来院したのではなく、歩きづらく、ふらつきがあるとの事で、その治療のために来院し、結果的にガンが消滅したのである。

このように、私の治療はガンにも効果がある事が治療体験を通じて証明されたのである。

私は長い間、自然治癒力を研究してきたが、人間の六十兆個の細胞に発生する病気の共通点は、「全ての細胞は心によって支配されている」という事であり、人間の細胞に発生するガンも同様に、細胞を通して発生する、すなわち、心とガンはつながっているという事であり、自然治癒力を使えばガンは治るはずであり、自分以外に治せないということである。

しかし現在、ガンの治療は現代医学の独占状態である。その治療法も「抗ガン剤」「放射線」「手術」という三大治療法が行われているが、それでも日本での死亡率一位がガンであるという事は、この三大治療法には限界があるという事を示している。

現代医学は、三次元の目に見える世界の範囲の中で、ガン自体を対象とした三大治療法を行っている。これらは器質障害を専門とする対症療法で、発生しているガンを取り除くことが専門であり、ガンを悪性物質として扱っている事が、ガンが治りづらい原因となっているようである。

自然治癒力を最大に発揮するには心が最も重要であり、治療経験からわかった事だが、腰痛であっても心が百パーセント近く関係しているように、ガンも細胞に発生するという事は、ガンは心とつながっているという事であり、その心は自分以外に治せないということである。

現代医学の盲点／現代医学でガンが治りづらい最大の原因は、「ガン発生の原因」を見つけられないことである

現代医学の盲点は、ガンは人間の細胞に発生するのではなく、身体に発生した悪性物質（ガン）という見方をしている事にある。しかし、ガンは正常細胞が突然変異を起こし、ガン化したもので、現代医学にとっては発生原因も不明なのである。

そして現代医学では、ガン治療の主役は医者であり、患者自身が受身になり、医者の言いなりになっている事自体が、ガンが治らない「主因」なのである。

私が言いたい事は、ガンは自分の細胞に発生したものであり、自分の心によって発生しているのであり、自分以外には治せないという事である。

そして、現代医学は四次元の自然治癒力という働きについては盲点であり、この力の使い方も知らないのである。

その反面、宗教体験などを聞き取りしてわかった事だが、四次元の自然治癒力、神、氣とい

う力を使って治す宗教や治療では、ガンが治る人が多いのである。

その原因は、毎日の説法や治療により心が明るく素直になり、自然治癒力が働いて全細胞が活性化するためであり、前述した通り自分の心が変わり、自然に治るのである。

現代医学の受身の治し方に対して、自分が主役になり、心が変わり、ガンが治るという事である。

そして、現代医学はガンが器質的に発生する外因として、煙草、アルコールによる肝硬変等を挙げているが、八十五パーセントのガン発生の主因は、心の使い方の誤りから発生する内因によるストレスである。ガンが人間の細胞に発生するという事は、全ての細胞は心によって支配されているからである。この機能性障害（内因原因）が外因を原因とする現代医学にとって盲点であり、ガンが治りづらい原因にもなっている。

私の治療は、機能性障害と器質障害は百パーセント心が関係しているという考えのもとに、結果的に同時に治療を行っている。長い間の研究によって、人間の細胞に発生する病気は、腰痛であってもガンであっても、同じ心を源にして発生しているのである。心を通して自律神経が狂い、各々の細胞に病気が発生するのである。

このように、どんな病気でも心が変われば身体も変わり、環境まで変わるという事を自然を通して学んだのである。

そしてまた、本書を執筆中に、私は感性を通して重大な事を発見したのである。それは、「生命場（第三章参照）」を研究している最中に、生命場の根元の核となる「心の造る鋳型」を発見したのである。この点に関する詳細は、第一章を参照されたい。

この部分について、本章に応急に付け足して書いてあるので、これまで研究してきた内容とは多少異なるが、今回の新たな発見はこれまでの研究内容の上に成り立っているので、遜色なく読んでもらえると思う。

実録！「ガン消失」の事実。当院に通院中の患者さんのガンが消えた

これは、私が本書を執筆している最中に実際にあった出来事であり、現在通院中の患者さんの「ガン消失」の事実である。

今、来院している七十代の男性は、両肩が凝り、首まで張り、歩くとフラフラして長く歩く事ができず、さらに、眠りまで浅く、どうしてもやる氣が出ず体調もすぐれず、二、三軒の病院、医院に行っても原因不明で治せないと言われ、知人の紹介で「最後の砦」として当院を訪れたのである。

私が診察すると、重心が狂い、自律神経も狂い、さらに重心の狂いにより両肩は硬直し、ストレートネック症状により自律神経が圧迫され、それが眠りや歩くときのふらつきの原因となり、半年間の運動不足により全身が硬くなり、歩き方までもがぎこちなくなってしまったのである。

診察の後、私が「これは治るから安心しなさい」と一言言うと、この言葉がよっぽど嬉しかったようで、男性はホッとして、安堵感で笑顔に変わったのである。

男性が笑顔に変わったのは、これまでの病院では原因不明で治らないと治療を断られていた事が原因であった。

そして治療に入ると、老人という事もあって治すにも時間がかかったものの、だんだんと眠れるようになり、さらに歩けるようになり、ストレートネック、猫背も治り、三ヶ月が過ぎる頃には、普通に散歩ができるようになってきたのである。

平成二十九年五月十三日、その男性は治療に訪れた時に、突然「報告したいことがある」と言うのである。

話を聞くと、平成二十八年十一月に、病院でのCT撮影検査で「肺ガン」が発見され、常に不安の毎日で過ごしてきたという。翌年の一月二十一日、当院に初診来院する。そして、五月十三日の来院時に、「昨日の病院の検査で、完全に肺ガンが消えている」と主治医から言われ、ご本人と奥さん二人してびっくりしたというのである。

「どう考えても治った原因はこの治療以外に考えられない」と嬉しそうに私に報告するのである。

この事実からわかることは、ガンが発見されてから六ヶ月で完治しているが、当院の治療だけなら四ヶ月で治っているという事である。

私の治療は症状を問わないので、後から発見されたガンでさえ治ってしまったのである。

私にとっても、この話は「青天の霹靂」であった。初診の時の問診で「肺ガン」があるという事も知らされず、前述した症状を治療していただけだからである。

一方で、私はその話を聞き、なるほどと思う事があった。それは、治療する事によって体温が上昇し、さらに、自律神経が整うことによって、自然治癒力が全細胞に働いたと考えられるのである。前述したように私の治療は心の浄化を目的としているので、ストレスによって発生したガンは、それ自体が消失してしまったようである。

このように、私の治療は根本療法であり、症状も問わず、誰にも備わる自然治癒力は全ての細胞に働くということがわかったのである。

この患者さんから学んだ事は、体調も回復傾向にあり、性格も明るくなり、ガンの事は忘れ、前向きに治療に専念した事で、「病気を気にしなければ自然治癒力で治る」という自然の法則も働いているという原理を教えられたのである。

現代医学の盲点／自然から学んだ「ガン」の原因とその過程、治し方

昔は、腰痛は現代医学が主体として診ていたが、病院の行っている手術や薬を使わないで治す方法として、指圧、鍼、整体等があり、誰でもどの治療方法を選ぶかは自由である。

しかし、二十一世紀の日本の死亡率一位であるガンの治療に関しては、現代医学が独占しており、そのほとんどの治療が抗ガン剤、放射線治療、手術、最近になってX線を用いた従来の放射線治療を発展させた形として、陽子線、重粒子線による粒子線治療があり、これらの三大治療が基本になっている。

しかし、現代医学がガンの早期発見、早期治療を謳っていても、この数十年間の死亡率一位の座は不変なのである。これは何を表しているかと言えば、これらの治療や検査は何か大切なものが抜けているということである。

それは、全てが対症療法であり、身体主体の治療検査に終始し、根本である人間の心の問題が全く考えられていないからである。これまでの本書の内容を読んでいれば、いかに心が大切

かわかるだろう。

自然治癒力を四十年近く研究して学んだ事は、心の重要性であり、心を主体として自然治癒力は発揮されるということを私は悟り、この事を抜かしている現代医学に一石を投じたいと思い、ペンを執った次第である。

前述したように、人間の心は全六十兆個の細胞とつながり、生命が成り立っている。これは私の治療の基本であり、この原理に基づいて治療が成り立ち、全ての病気は心から始まり、心が全細胞に影響を与えるのである。

この細胞は幹細胞から成るが、幹細胞とは、広辞苑によると「生体を構成する細胞の生理的な増殖、分化等の過程において、自己増殖能と特定の機能を持つ細胞に分化する能力とを合わせ有する未分化細胞」と説明している。

要するに、この幹細胞の働きは二つの機能を持つ。

一つ目の「自己増殖能」は、毎日健康に暮らしていれば、常に日々の細胞の新陳代謝は健康体を現すが、もう一つの「特定機能を持つ細胞に分化する能力」の部分は、ストレス等で細胞の新陳代謝が狂わされると、病気（ガンなど）になる可能性がある細胞なのである。

これらの鍵を握っているのは、心の使い方にある。要するに、心とつながる全六十兆個の細胞は、心の使い方を誤るとストレス等がかかり、それとつながる細胞は、幹細胞の「特定の機能を持つ細胞に分化する」という働きから、新陳代謝の過程を通してガンが発生するという事である。

そして、ガン化した細胞も幹細胞を持っているので、心を前向きに、プラスに変える事によって、正常細胞に戻るのである。

宗教を信仰することで手術をせずにガンが治ることがあるという事は、多くの宗教の原点は「感謝心」が基本にあり、日常生活の全てが心を磨くことを主体として、食事の時も両手を合わせ、感謝し、先祖に感謝し、その繰り返しによりだんだんと心が正常化し、前述した幹細胞の働きが自然に正常化し、ガンも自然に消えることがあるという事である。

私の治療も宗教に似ているかもしれない。重心を直す事によって肚を確立し、それにより斥力が発生し、ストレス等が解消し、心が明るくなり、それにつながる全六十兆の細胞が活性化し、ガンが治るという過程である。これが私のいう「完治」である。

そして大切な事は、前述したように、ガンは外から来るものではなく、自分で造っているものであり、その各自の心の使い方が細胞を健康にも、病気（ガン）にもするのである。

このように、心の持ち方は最も重要であり、「自分以外に治せない」という事である。

ここで、ストレスがガンの原因になる過程を述べてみよう。

これは私の仮説であるが、人間の脳は、大脳皮質にストレスというマイナスの情報が入ってくると、それを電氣に置き換え、その脳が支配する大腸、胃、肝臓等の内臓にマイナスの電氣信号として送られ、その細胞の新陳代謝のリズムが狂わされる。このマイナスの情報を、心が氣にやむ事なく普通の生活に戻れば、すぐにその細胞は回復に向うが、それを過度に、毎日毎日悩み続けていると(つまりストレスを摑んでいる状態が長期化すると)、まず自律神経が狂い、体内時計も狂い、夜も眠れなくなってくる。すると、前述した電氣信号が、ストレスによりマイナスのエネルギーに変わり、その細胞の新陳代謝のリズムを狂わし、ガン化するという事である。それが胃に発生すると胃ガンとなる。

そして、病院の検査で「ガン」であると告げられると、今度はガンにかかった恐怖心という、さらに強力なマイナスの電氣により、ガンが固定し、完全に病気になってしまうのである。

大切な事は、この時の心の持ち方である。

ガンは心の具象化したものであり、心でまずガンを忘れ、気にしない事である。

要するに、摑んでいるガンを手離す事である。

そして、どんなに病院で抗ガン剤、放射線、手術などを行ってガンを取り除いても、肝心要の心を変えない限りガンは治らないのである。

その証拠に、長い間、ガンは日本での死亡率の一位になっているのである。付け加えて説明するが、病院での治療は、ガンを縮小させる事が目的であり、完治させる事ではない。

私は、今までの治療経験で、ガンは生活習慣病であり、老化現象ではないと確信している。心は、全六十兆個の細胞を支配しているという自然の法則により、心を正常化させればガンは治るという事である。ガンの正体は、ストレス（心）が具象化したものなのである。

宗教を信じる事で、なぜ病気（ガン）が治るのか？そして、本当の「完治」とは？

それは、宗教を信仰する事によって、今までの「心」がプラス志向の心に百八十度変わってしまうからである。

私の主張する「心は六十兆の細胞を支配する」という原理から、宗教を信じる事によって、その人の全託の心が、その人の潜在意識の諸々の悩み、悲しみ、呪い等のガンの種であるマイナスの想念を、毎日の正しい信仰によって、希望、やる氣、生きがい、感謝等のプラスの心の想念に変わる事によって、四次元の大自然（宇宙意識）とつながり、その人の病気（ガン）が治ったり運命が改善し、運が開けてくるのである。

従って、宗教を信じる事によって、今までの心がプラス志向の前向きの心に変わる（潜在意識）事によって四次元の大自然（宇宙意識）とつながり、その人の体内に自然治癒力が働き、病気

（ガン）が治るという事である。これが私のいう本当の「完治」なのである。

現代医学の盲点／胃ガンは胃ではなく、その源の鋳型によって発生する

例えば胃の全細胞は、前述したように電氣という細胞群の集団で成り、各々の細胞は常に電氣エネルギーを通してコミュニケーションを取り合ってつながり、胃として成り立ち、その胃自体を成り立たせている。

その電氣の配線のかたまりから成る胃の、本来の原型であるもう一つの胃の「鋳型」があり、その「鋳型」は電氣を通して大元である「心」と直結して、エネルギーが供給され、胃の細胞の新陳代謝や消化作用、蠕動運動などが行われている。

現代医学の盲点／正常細胞からガン細胞に変化させるガンの真因とは

この鋳型は胃と同体になっていて、胃はその「鋳型」に支配され、その働きによって胃とい

う肉のかたまりは成り立っているという事である（39ページ「心は六十兆の細胞を支配している」参照）。

その「鋳型」は心の電氣によって支配され、プラス志向になれば胃の細胞の新陳代謝、消化作用、蠕動運動が働き、マイナス志向になると胃の働きが消失するという関係で成り立っているのである。要するに、物質の肉からなる「胃」は、心の電氣によって支配されているその「心の鋳型」によって構成されているという事である。

そして前述したように、心の潜在意識にマイナスの想念が充満した状態になると、毎日の生活の中でのストレスが強まり、悩み、災難が増え、夜も眠れなくなってくる。そして突然のストレスの発生によって、心は胃の細胞の新陳代謝を狂わすマイナスの電氣を「胃の鋳型」に送信し、「胃の鋳型」の新陳代謝の働きを変化させ、胃の正常細胞をガン細胞に変化させる。これにより、胃にガンが発生するという事である。

これが胃にガンが発生する「真因」である。これまでの治療体験、感性、自然を通して、ガン発生の真因が判明し、その結果、ガンが実際に治った人が現れ、実証されたのである。

ガンを手術で切り取っても
ガンが治ったわけではない

そして、現代医学はその心の鋳型から発生した結果である胃という肉のかたまりであるガンを手術で切り取り、または抗ガン剤を使って胃ガンのみではなく、全細胞の新陳代謝の働きを止めて胃のガン細胞の働きを縮小させ、または放射線を使ってガン化した胃に照射し、ガンを取り除く。これがガンの三大治療法である。ここには大切な事が抜けているのである。

心から発生した「心が造る胃の鋳型」がガンなのだから、目に見える胃の肉のかたまりに発生したガンを対象に三大治療法でガンを処置しても、一時的な処置にすぎない事が理解できるだろう。

よって大切な事は、このガン化した目に見えない胃の原型である鋳型を変える事である。

それには、前述したように胃も細胞で成り立っているので、心が全細胞を支配するという「自然の法則」により、まず、そのガン化した胃の原型である鋳型とつながる大元の心をプラス志向に変え、心の電氣を正常化させ、それとつながる胃のガン化した鋳型を正常化する事である。

私の治療の主目的は、胃ガンではなく心を通してこの鋳型を正しく変える事なのである。それが斥力の働きである。この点については、第一章の斥力で心が変わる理由を参照していただきたい。

従って、ガン化した胃という肉のかたまりは、現代医学の対症療法の専門分野であり、そのガン化した胃ではなく、その原型である鋳型を専門に治す分野が私の治療である。

ガンは心とつながり、ストレス等のマイナスのエネルギーが胃の鋳型にガンを発生させ、その鋳型の影でもある胃に、そのマイナスのエネルギーの新陳代謝によってガンが発生する。

ガンはこのような過程を通して発生するので、その大元の心こそが、ガンを発生させたり、治したりする源なのである。

この説は、私が感性で学んだ事である。

ガン化した臓器を手術で切り取っても、その臓器の鋳型から再度ガンは再発する

私は医者ではないのでガンを手術で切り取った経験はないが、感性を通して学ぶと、手術でガンを全て切り取っても、再度ガンは再発する可能性があるのである。

それは、臓器などのガンが発症した部位は「肉のかたまり」であり、そこがガン化したのは

結果であり、その原因であるその臓器の鋳型は、そのまま残っているからである。

従って、その発生部位のガンを完全に切り取っても、ガンの鋳型はそのまま残っているので、残りの正常な部分もいずれガンが発生しやすくなるのである。

現代医学は、目に見える三次元の世界の治療であるために、目に見えないこれらの鋳型の存在は盲点なのである。

ガンの再発を防ぐには心を明るく変え、毎日の生活のリズムを整える事

ガンの手術をして、残された正常な部分をガン化させないためには、「今までの仕事での無理」「ストレス」「否定的な心」等を改善し、毎日の生活のリズムを正しく整え、心を明るく前向きに変える事である。それにより、心を通して、ガン化した鋳型を正常な状態に戻すのである。鋳型が正常になると、それに支配されている臓器などのガンの再発はないのである。

手術でガンを切り取っても、それを造っている「心が造る鋳型」は切り取れないのである。それは目に見えない、心で造る物なのである。

人間は六十兆個の細胞から成り、これらの細胞は常に心とつながり、生命を保っているので

ある。従って、ガンになるという事は、その支配する心がストレス（悩み、呪う、離婚、怨み、不安、憎む等）の負のマイナスのエネルギーの影響を受け、正常細胞をガン化させたという事である。

前述したように、人間は自然によって生かされ生きているので、大自然の四次元の自然治癒力というエネルギーは誰にも備わり、三次元にいる人間がこの四次元の自然治癒力を使えば、人間に発生したガン化した細胞は正常細胞に戻るのである。

だが、我々の住む三次元の世界にとって、四次元の世界の存在は盲点であるために、ほとんどの人が三次元にある現代医学という対症療法主体の治療で治そうとしているのである。

この現代医学は、ガン化された細胞を物質として扱っているため、この物質化したガン自体を、三大治療（抗ガン剤、手術、放射線）を主体として取り除いているのである。

今でも現代医学は、生命ある細胞ではなく、ガンという悪性物質として見ているので、そのガンの発生原因すら不明であり、自然の法則である「心は六十兆個の細胞を支配する」という原則すら理解されていないのである。

現代医学で手術をしてガンが治ったという話はあまり聞かないが、宗教の世界では多くの人のガンが自然に治癒し、完治した人の話を聞く。宗教の世界は、ガンを悪性物質ではなく生命ある物質として扱っており、ガン化された細胞は心とつながっているため、毎日の心の正しい使い方により正常細胞に戻る人が多いのである。

よって、ガンを悪性物質として見る限り、ガンは治らないという事である。

大切な事は、心を明るく素直に感謝心を持つ事である。

私は宗教のように、心を主体としてガンを見れば、このような癒しが理解されると思うのである。

現代医学の盲点／人間には誰でも、自然治癒力という主治医が待機している

もし、私が医者から「ガン」であると宣告されたら、「自分で治すから」と医者に言い、治療を断るだろう。それは、ガンは自分で造ったものであり、自分以外に治せない事をわかっているからである。

しかし、一般の人は病院へ行き、医者にガンを宣告されたら、頭の中が真っ白になり、目の前に死の恐怖がちらつき、絶望感におちいる人が多いだろう。

それは、ガン＝死であると誰もが受け止めているからである。

しかし大切な事は、医者からガンを宣告されてからの、その人のガンに対する対応の仕方で

運命は決まるということである。

ガンになったという事は、仕事の無理、不摂生、ストレス、家族の死、身体の無理などの原因があり、それらが自律神経を狂わせて、正常細胞がガン細胞に変わったのである。

その原因について反省せず、結果であるガンを病院で治してもらうという事は、見当違いなのである。

「全ての病気は気にすれば気にするほど悪くなる」のである。

例えば、夜眠れない時に眠ろう眠ろうと思えば思うほど、頭がさえて余計に眠れないという経験は誰にもあるだろう。

ガンもこれと同じ原理で、ガンの事を毎日不安に思っていると、その思いが潜在意識に入り、その繰り返しによりさらにガンの種が潜在意識に溜まり、潜在意識にガンが増殖してしまうであろう。

そこで、心を百八十度転換する事である。ガンの事を忘れ、人間は自然によって生かされているのであり、誰にも自然治癒力が備わっていると考え、医者ではなく、自分の中にいる自然治癒力という主治医の存在を信じ、これを使う事である。

それには、まず生かされている事に感謝して、気持ち（心）を前向きに変え、自然のリズム（早寝、早起き）を意識し、また、ガンの原因となったストレスを生む生活習慣や身体の無理な使い方を反省し、それを改善する努力を行うのである。

それが不可能なら、私の治療や宗教等で心を変える努力をする事である。

心の改善がなければ、病気の改善はないのである。

患者にガンを宣告する立場の公益財団法人がん研究会の先生は、ガンで亡くなる人が多い傾向があるという話を聞いたことがある。私が思うには常に毎日ガンの事を考え、多くのガン患者を診て、ガンのレントゲン写真を見て、仕事を通して「ガン」が潜在意識に入り、それを毎日繰り返す事で「ガン」漬けになった結果、ある日突然、ガンが身体に発生するのではないかと思えるのである。

このように、毎日の習慣でガンというものをイメージして気にしていると、それが心を通してガン化するのであり、病気は気にしない事が大切である。

医者自身でさえ、そのガンの発生原因が不明で、ガンを予防する事ができないのである。

ガンはストレスを取り、体温を上げると消滅する

昔から「ガンは体温が上がると消滅する」と言われている。私の記憶では定かではないが、

かつて丸山千里博士によって「丸山ワクチン」というガンを治す薬が発見されたきっかけは、結核患者にガンの人はいないと言われていたのが理由だったと聞いたのである。

結核患者は常に体熱があり、体温が高いために、ガンにはならないのではないかと考え、体温を上げる薬として開発されたという。しかし今でも、この薬は国に認可されていない。

確かに、ガン患者は低体温であるというのが特徴であり、体温を上げれば、ガンは消滅すると思う。

私の治療は、前述したように重心を治すと斥力が働き、斥力そのものが電氣の根源であり、全六十兆個の細胞とつながり、全細胞の新陳代謝が高速回転することによって発熱して体温を上昇させ、治療前より平均で約一・五度は体温が上昇するのである。

私が思うには、全細胞を活性化するという事は、ガン細胞も含まれるので、それが活性化されれば、正常細胞に戻る可能性があると思う。

要するに、治療自体が体温を上昇させ、全細胞を活性化させ、さらにストレスという心を浄化し、プラスの心に変える治療なのである。

従って、ガンはストレスによって発生し、低体温になる事で発生する。それを治すにはストレスを取り、体温を上昇させ、ガン細胞の新陳代謝を変え、正常細胞に戻す。これが私の目指す治療である。

ガン患者よ、目覚めよ！
心は六十兆個の細胞を支配しているという事を！

私がこのガンの研究をしていて思ったことは、「笑い」は副交感神経を高め、ナチュラルキラー細胞がガン細胞を消失させる、という理論に理解ができないのである。

免疫は異物に対しては攻撃をするが、ガン細胞はもともとは正常細胞から変化した自己であり、敵ではない自己であるガン細胞にナチュラルキラー細胞が攻撃する事自体が考えられないのである。

要するに、免疫は自己ではなく、非自己に対して効果があるのである。

前述したように、笑いの明るい心は脳の大脳皮質でプラスに電化され、健康な電氣信号として、支配する臓器の細胞の新陳代謝のリズムを正常化させる。その繰り返しにより、ガン化された細胞は正常細胞に戻り、ガンが治ると考える方が自然だと思うのである。

私は、人間は生命がある以上、楽しく、愉快に、前向きに生きていく事が大切であり、誰でも、百パーセントの確率で死が訪れるのであるから、精一杯に生ききってこそ、この世に生まれてきた甲斐があると思っている。

しかし、長い人生にはさまざまな事が起き、このように生ききることがなかなか難しいのである。

特に病気になり、ガンと聞けば、不治の病というイメージが先行して、まず心が病み、ガンというストレスによりたちまち精神的に悩み、それにとらわれてしまう人が多いのである。

考えてみれば、前述したように、ガンは外から来るものではなく、自分の今までの心の使い方の間違いで発生したものなのだから、自分以外に治す事はできないという自覚を持たなければいけない。

身体に不調を感じれば病院へ行き検査を受け、ガンと宣告されれば病院の三大治療法の手術、抗ガン剤、放射線のどれかを選択して治療を受け、その合併症や後遺症、副作用により苦しみ、眠れず死期を早めてしまう人がほとんどなのである。

繰り返すが、ガンが日本での死亡率の一位であるという事は、これらの治療では限界があるという事なのである。

私が思うには、生命というエネルギーが、三大治療法の副作用として痛み、苦しみ、もがいて消耗し、エネルギーが欠乏する事により、短命で終わってしまうのである。

私の主張である「心は六十兆個の細胞を支配する」という事を考えれば、心の使い方を間違い、ストレスを発生させ、それによって支配されている細胞がガンに変わった、という事である。

ガン細胞を消滅させるのに大切な事は、心を明るく前向きに変える事

ガンを宣告された人の心は、ガンに怯え、不安、恐怖という最悪の心になると共に、さらに病院ではそのガンという細胞だけを対象とする三大治療法によって、患者の心と身体に副作用による痛み、発熱、嘔吐、苦しみ等を与え続けている。これが現代医学の治療なのである。

そうなると体力も弱り、これらの副作用などにより死期を早める結果になるのである。これが縮命治療ともいえる三大治療法の結果なのである。

何回も言うように、「心は六十兆個の細胞を支配している」という原則により、心が明るく楽しければ、六十兆個の細胞は健康な細胞を現し、その反面、ストレス等で心が病むと全六十兆個の細胞までリズムが狂い、病気（ガン）になる。それは、心の現れなのである。

例えば、ガンが細胞に発生したという事は、ガン自体が悪いのではなく、それを支配している心に原因があり、それは心をマイナスに使ったストレスの結果なのである。

従って、このガン細胞を消すには、心を明るく、前向きに変えれば消えるという事である。この原理を知らず、多くの人は病院へ行けばガンは治ると錯覚している。

医者がガン細胞を支配しているのではなく、患者の心がガン細胞を支配しているのである

これからの二十一世紀は心の時代であり、もっと心の力を使って、ガンを治す時代になるべきである。

現代医学の治療は「医者がガン細胞を支配している」という原則で治療が始まり、その治す主体は、患者ではなく医者なのである。

そして、ガン細胞が発見されると、それを徹底的に攻撃し、縮小させる治療に入るために、さまざまな副作用で苦しみ、夜も眠れなくなり、生命というエネルギーが欠乏してしまうのである。

これらの病院の三大治療法の一つ「抗ガン剤」は、ガン細胞の新陳代謝を止めるだけではなく、正常細胞の新陳代謝まで止めてしまうので、それが吐き気やめまいなどの副作用を発生させているので、まずなすべき事は、これらの薬を止め、重心を治し、体内時計を整え、自然に眠氣の出るような身体に直す事である。

たとえ、重篤なガンでも、抗ガン剤などの薬を止めるだけで、正常な細胞の働きは正常化す

るのであり、前述した副作用もなくなるのである。

このように、熟睡できる身体に直す事が、ガン細胞を縮小させ、正常化させる道である。この方法だと副作用もなく、苦しみ、痛みは半減し、徐々に体力も回復してくるのである。

この治療が本当の意味での延命治療であり、ガンの三大治療法よりは苦しみは伴わないので長生きができ、ガン細胞も消失する可能性もある。

それは、医者ではなく各自の心が、ガンを支配しているからである。

そして、治療でガンを治すには、自然治癒力を促す治療を受け、まず心のストレスを取り正常化する事である。ガンは、心のストレスが招いたものなのだ。

現代医学はなぜ、ガンの発生原因が不明なのか？その原因を説く！

現代医学は、ガンを物質として捉え、その原因は正常細胞の突然変異であると説明するが、何回も言うように、現代医学におけるガン治療は三次元の目に見える範囲の対症療法であり、人間を生命ある細胞として見ず、物質の一部として見るからである。

私が自然から学んだ事は、ガンは血液によって転移するのではなく、心と細胞はつながっているので、心のマイナスの電氣の発生により各細胞がガン化する、という事なのである。

これからの二十一世紀は、ガンに対する見方を百八十度変え、自然治癒力を使う時代になるだろう。

私は生まれて六十五年間、ガン検診を一度も受けたこともなく、これからも一生受けるつもりはない。それは、ガンになる原因がわかっているからである。

ガンは、心のストレスにより正常細胞がガン細胞に変わる事が原因である。

それは前述したように、「心は六十兆個の細胞を支配している」という自然の法則により、心と全細胞はつながっていて、さらに心は電氣というエネルギーを持ち、気持ち（心）が明るく安定していれば、全細胞はプラスの電氣を帯び、正常細胞になり健康を保つ事ができるが、ストレス等の不安、心配、悩み等で常に毎日悩んでいると、それが潜在意識に貯えられ、限界に達すると強力なマイナスの電氣のエネルギーが発生し、突然、正常細胞をガン細胞に変えるのである。これがガン発生の原因である。

現代医学は三次元の世界の診療のために、この過程がわからないので、正常細胞が突然ガン細胞に変化すると見るのである。これがガン発生原因が不明とされる理由である。

よって、この物質であるガンを放射線や抗ガン剤、手術などで取り去るという治療法になるのである。

要するに、ガンが悪いのではなく、心の使い方の誤りによってマイナスの電氣エネルギーによって、正常細胞がガン細胞に変えられたという事である。

大切な事は、心をマイナスからプラス志向に変え、心の電氣をプラスに変える事である。例えば、宗教を厚く信仰していれば、手術をしなくてもガンの自然治癒が起きることがあるのは、心を明るく変えることでガン細胞も正常細胞に変わるという事である。

ガンは、決して恐れる病気ではなく、原因がわかれば誰でも健康になれるのである。

ガンという物質は悪い物ではなく、自分の心の結果の現れであり、自分の心を改善すれば消えるのである。

要するに、ガンは自分で造ったものであり、自分で治す以外には治らないという事である。

最後に私が言いたい事は、私の治療は、現代医学のようにガンそのものを治す事が目的ではなく、心をプラス志向にさせ自律神経を調和させ、眠りのリズムを回復させることで熟睡させ、体温を上昇させる事で各自に備わる自然治癒力を最大に発揮させる事にあり、ガンそのものを対象として治療をするのではない。正しい姿勢に直し、健康体になることを目的としているのであり、ガンが治るという事はその結果なのである。

自然治癒力を使うガン治療は苦しむ事もなく、長生きできる人が多い

私の治療は、自然治癒力を高める事によって、その人の持っている生命力がその病気（ガン）を治すのであり、治療ではなく、その人にある生命力が治す鍵を握るのである。

しかし、ある程度ガンの症状が悪化し、ステージⅢ、ステージⅣと進行した人のガンは治癒の見込みはないかも知れないが、そういう人でもガンと共存しながら長生きができるのである。

また、あまりにもひどく広がったガンは消失させるにも時間がかかり、中には消失させられない人もいるが、こういう人でも治療を通し、自然治癒力を高める治療を受けると共に心のストレスを取り、さらに、早寝早起きという規則正しい生活に戻して、毎日を明るく生きれば、ガンの進行を止め、毎日の生活の質が高まり、ガンによる苦痛が和らぎ、ガンと共存しながら毎日の生活を楽に過ごせるようになるのである。

要するに、現代医学の治療であるガンの三大治療法では、それらの副作用により苦痛の伴う縮命治療になり、自然治癒力を使えば、毎日を苦痛なく楽に暮らせ、延命治療で長く生きられる人もいるのである。

現代医学への警鐘！
忘れ去られた生命エネルギーという自然治癒力

私がガンの研究をしていて感じた事は、現代医学は三次元の医学であり、言いかえれば、目に見える現象を対象として成り立ち、さらに人間ではなく、身体という物質を診る医学であり、人間の根本である生命エネルギー（自然治癒力）の研究が大学の医学部での教育で全く行われてなく、そのために病気を治す医学自体が最も重要な生命エネルギーを対象としていないのである。要するに、対症療法なのである。

従って、心と身体を持つ人間は、自然によって生かされて生きている生命体であり、その根源の生命エネルギーの事がわからなければ、ガンをはじめ病気は治せないのである。

特に、その生命エネルギーと直結する心の分野の研究は盲点であり、身体の解剖を主体として病気ではなく病体の修理専門になってしまっているのである。

このガンの研究においては、特に百パーセント心が関係しているのに、この心を抜きに三大治療法で身体に発生したガンを治そうとしているのであり、その結果、実際三十七年以上も、ガンが日本での死亡率一位に君臨しているのである。

さらに、現代医学は製薬会社と切っても切れない関係にあり、新薬の開発でガン治療を目指している。しかし、現代医学はガンの三大療法に風穴を開けるべき時代にさしかかっているのである。それにもかかわらず、一向に生命エネルギー（自然治癒力）の研究の気配さえ見えない事が、現代医学への警鐘である。

これからの医学は、心身医学を通し、それとつながる生命エネルギー、自然治癒力の研究が必要になるであろう。特に現代医学のガン治療には、最も重要な生命エネルギーの事が全く考えられていない事が、ガンが治らない最大の原因である。

私が整体師として駆け出しの頃は、腰痛専門の治療院へ内弟子として入り、心の事を抜きにした腰痛治療をしてきたが、それに限界を感じ、全ての病気は心身一如でなければ治せないと悟り、自然治癒力の研究を続けてきた結果、その根本の生命エネルギーの重要性に気付いたのである。

自然治癒力は生命エネルギーを根本として成り立ち、その生命エネルギーを百パーセント発揮することを基本として、心療整体重心調整法を自然から学んだのである。

本書は、感性で学んだ事実を書いた書であり、この私の四十年間に及ぶ治療の集大成として、タイトルに「自然治癒力革命」と記したのである。

現在は三次元の世界であり、四次元の生命エネルギーの分野について理解する事が難しいと思うが、自然治癒力（生命エネルギー）は、四次元から発生する力であり、三次元の世界の現代医学の理論では説明がつかない事が多く、私なりにわかりやすく書いたつもりであるが、これらの全ては事実に基づくものであり、いずれは必ず科学的に解明される日がくるだろう。

これらの現代医学の盲点は、前述したように生命エネルギーは病気を治す基本であり、この必要性を強く感じる。生命エネルギーの研究がより良いガン治療の突破口であるが、まだまだこの研究には時間がかかるようであり、この盲点が現代医学への警鐘である。

この章の最後に一言／二十一世紀は、自然治癒力によるガン治療の根本療法の時代になるだろう

これからの二十一世紀のガン治療は、自然治癒力を使った根本療法の時代になるだろう。ならなければいけないだろう。

現代医学の治療が三十七年間もガン死亡率一位を独占している状況を見れば、現代医学のガン三大治療法に重要な事が抜けていることは明らかで、それはガンという物質に対して対症療法に終始しているからである。

これは、身体という物質に対しての治療であり、人間という心と身体から成る生命ある人間

を忘れているからである。この現代医学の対症療法は、三次元の中の目に見えるガン細胞という物質を主目的し、これを消失させ、完治させ終了する治療なのである。

よって、ガンは再発し、さらに悪性となる。

大切な事は、心抜きの対症療法の治療ではガン退治には限界があるという事を認識することである。

私は、整体における「心療」という心を癒す治療を発見し、ガンの実体を明らかにし、自然治癒力を使えば、ガンは治るという事を発見したのである。

今までの私の書いた文章を見れば、心と自然治癒力はつながり、人間の身体は治るように設計されていて、それゆえガンは自分で治すものであり、医師ではないという事が理解できたと思う。

私は「心は六十兆の細胞を支配している」という原理を発見し、現代医学でも完全に解明されていない「ストレス性腰痛」もこの原理で治す方法を発見し、最終的にはガンの治療に辿り着き、本書の中で発表する事ができたのである。

私は、全ての病気は最終的に自然治癒力で治せるという事を、自然から学んだのである。

第六章

本物の治療を追究する根本療法

多くの治癒例が証明するその実録例

究極の治療とは自然への追求なり

私は、治療前には、必ず短時間の瞑想をしてから治療を開始する習慣がある。それは、治療とは自然治癒力という「大自然の力」を最大限に使うために、自然と一体になり、現実の世界から大自然の世界に通ずるモードに変える必要があるからである。この時、私は私市悦郎ではなく「大自然」そのものに成っているのである。

その根源は「治療とは自然への追求」であり、人間は自然によって生かされて生きている存在で、大切なのは「生かされ」の状態になっていなければ、患者さんの病気を治せないという事なのである。

そして、この状態になると、直感やひらめきが強く働き、不思議と自分の意識と関係なく、勝手に身体が目に見えないチカラによって操られているように動かされ、治療が終了するのである。時には今までに思っていなかった言葉が自然に口から出て、患者さんにアドバイスする自分にビックリする事があるのである。

この「生かされ」の状態になると、フワフワと身体が軽く、疲れず、無重力の世界に漂っている感覚になるから不思議である。

しかも、実際の床は硬い絨毯《じゅうたん》の上での施術なのであるが、不思議に治癒中には床は水面の上に浮いているようであり、布団はその湖面に浮かぶ大きな葉の上にいるような感覚に変化し、その上で治療をしている状態であり、フワフワと身体も軽く、疲れず、無重力の世界にいる感覚になり不思議である。

そして、心はいつも楽しんでいる状態になり、時間の過ぎるのも早く、笑顔で満たされている!

要するに、治療中の私は自然そのものになり、自然と一体になっているのであろう。

猫背の治療は当院の治療の基本であり、重心を治さない限り治らない構造になっている

日本人は農耕民族であり、多くが胴長、短足の体型なので、どうしても猫背になりやすい。その反面、アメリカ人は、胴が短く、足が長いために、猫背の人は少なく、肩こりも少ないという。また、英語の辞書には「猫背」という単語がないと言われる。要するに、猫背は日本人に特に多い症状なのである。

この猫背は、ただ単に背骨(胸椎十二個)が丸くなっているのではなく、頸椎七個、胸椎十二個、腰椎五個と胸椎の前側にある胸郭のカゴが関連して起こる現象なのである。よって、この猫背を治すには工夫がいる。

その前に、胸郭のカゴと胸椎十二個とのつながりを考えてみよう。

胸郭とは、十二個の胸椎、十二対の肋骨及び細長い胸骨一個から成るカゴ状の骨格であり、その内腔を胸腔と呼び、その中に臓器が収められ保護されている。

そして胸郭のカゴは、十二個の胸椎によって支配されている。胸椎が前弯になると、肋骨の一本一本が上方に捻れ上がり、胸郭全体が拡張し、正しい姿勢での胸郭になる。しかしその反対に、胸椎が後弯（猫背）になると、肋骨の一本一本は下垂し、胸郭のカゴ全体が収縮し、猫背になるという関係になっているのである。

猫背を治すには、重心を治して胸椎を前弯にすると、その前にある胸郭は拡張し、正しい胸郭になる。

これで、中心部の猫背は治ったが、さらに大切な事は、前述のように胸椎の上下にある頸椎の七個と腰椎の五個を重心で治し、前弯に直す事である。

こうして頸椎七個↓胸椎十二個↓胸郭拡張↓腰椎五個、合計二十四個の椎骨が全て前弯になり、骨盤も締まり、両下肢も伸び、正しい姿勢になる事によって猫背は治るのである。

このように重心で治すと、自律神経が全骨格を支配しているので、意識せずに自然に正しい姿勢が保たれるのである。

骨格の矯正で猫背を治そうとすると、自律神経ではなく、運動神経に支配されているために、意識をしている時は正しい姿勢を一時的に保てるが、すぐに猫背に戻ってしまうのである。これが猫背を重心で治す治療と矯正で直す治療との大きな違いである。

当院の治療で正しい姿勢に治すポイントは、どんな症状でも、まず猫背を治す事であり、また猫背を治すことは当院の治療の基本でもある。猫背は重心で治さない限り、治らない構造になっているのである。

私の四十年間の治療経験の中で、一番印象に残っている治療！

私は今年でこの治療の世界に入って四十年以上過ぎたが、今までの治療の中で、一番の重症患者で、夜も眠らず、どのようにしたら治るかの治療の研究をした思い出の印象に残る治療がある。

これは今から十八年前の話であり、詳しくは失念してしまった事もあるのでご勘弁願いたい。

これから当時を振り返って書いてみよう。

それは前著の『自然治癒力の神秘の発見』（文芸社）で発表した重症患者の歯科医の林先生の話である。

私が今あるのはこの治療で「完全に治った」という自信が今の私を支えてくれているからである。それだけ今の私には印象のある治療であり、神がかり的な癒しが今でも時々、私の脳裏に甦るのである。

これは今から十八年前に実際にあった話である。

この患者さんは、当時神奈川で歯科医院を経営していた歯科医の林先生（当時五十五歳）である。

病状の原因は、引っ越しか何か重い物を持ち上げた時に頸と腰に激痛が走りそのまま左手が麻痺し、動かなくなり、さらに腰までが激痛で立つ事も動く事もできなくなり、歯科業までできなくなり、意気消沈してしまったというのである。

そして、近所の外科の開業医に行き、頸のレントゲンを撮ってもらったら頸の骨が大変な状態になっていて、そこの開業医では診られないと断られ、有名な大学病院を紹介され、そこでＭＲＩ撮影をはじめとする精密検査から判明した病名は重症の頸と腰の椎間板ヘルニアであったのである。

この椎間板ヘルニアとは、関節と関節の間にある椎間板から出る神経を椎間板という関節間にあるクッションが圧迫して痛みを発生させている症状をいい、特に重症なのは頸の椎間板ヘルニアであり、頸椎の三、四、五番が複雑に飛び出して変形し、しかもその影響により、左頸から左手に向かう神経細胞が切れかかっており、それが左手の手指の麻痺の原因であり、その神経細胞は現代医学では再生する事はないので、すぐに手術を勧められたが、その手術は頸の骨を削り、腰の骨をそこにもってくるという難しい治療のようで、たとえ手術が成功しても、日常生活を送る事が精一杯で、車椅子になる可能性もあると言われたということであった。さらにすっかり治る保証はないので、仕事の歯科業も廃業を勧められ、その事を聞いた奥さんは目の前が「まっ暗」になり、不安で夜も眠れないと言っていた事が、今でも印象に残っているのである。

その原因は、確かまだ息子さんが歯科大学に通っていた事が原因だったように覚えている。初診の時に、今でもはっきりと覚えている事は、大きなむちうち症の時に頸に巻くカラーを首に巻き、腰に椎間板ヘルニアがあるので一人では歩けず、さらに完全に立つ事もできないので、二人に両脇を抱えられ、跛を引きながら来院したのが印象的に残っているのである。

私はそれまであれほどの重症患者は診た事はなく、初めての体験だったのを懐かしく思い出すのである。

そして、さらに印象的に残っている事は、この光景を見ていた待合室の患者さんたちが誰一人として治るとは思っていなかったという事実である。それほど、誰もが認める重症患者だったのである。

また、治療に入るまでが大変だったのを覚えている。

林先生の身体は自由にならないので、布団に寝てもらうだけでも、奥さんの力を借りて体を動かし、寝返りの動作も同様であり、周囲には常に、二〜三人の見守り付きの緊張感の中での治療は初めての経験だったのである。

私は当時、重心を治せば、複雑にズレて変形している骨でも、自然に正しい位置に戻り、切れかかっていた神経も再生するという確信があったので、頚の骨は一切動かさず、まず頚の重心を動かす事に専念した事を覚えている。同時に全身の重心を動かす事により、まず腰の椎間板ヘルニアは、二〜三回で治りすぐに歩けたのを覚えている。

そして、順調に日増しに善くなり、夜も眠れるようになってくると、頚も自然に動くようになり、三ヶ月で治ってしまったのである。一日二回の治療の結果である。

そして、三ヶ月が過ぎると、左手の指が少しずつ動き出し、だんだんと指を伸ばしたり、握ったりできるようになり、回復傾向になり、それから二週間くらいすると、普通に手指が動くようになり、歯科の仕事も徐々にできるようになって喜んでいる顔を思い出すのである。

半年後には、完全に仕事に復帰する事ができ、今では全く音沙汰もないが、元氣で働いている姿が浮かぶのである。今では七十二歳になり、この十八年間来院しないという事はすっかり治った証であろう。

私は、この林先生の治療を通して重要な事を学んだのである。それは重心を治せばどんな複雑に変形をしたズレでも治す事ができ、さらに重心を直し、正しい関節に戻れば、その間を走る神経細胞も再生するという事を学んだ事である。

そして当時の日記を見ると、有名大学病院では、手術をしなければ治せない重症患者の前述した症状を重心を治す事により、手術をせずに自然治癒力で治したという事は私の発見した重心調節法で一人の運命を救えたという事であり、この治療の証明であると書いてあったことが印象に残っている。

二番目に印象に残る治療は、十二年前の九十歳を超える老人の椎間板ヘルニア

九十歳を超す重症の老人（女性）の立つ事も、伏して寝る事もできない椎間板ヘルニアが自然治癒力によって治ってしまったという治療例である。

この九十歳の老人は、腰痛で整形外科に五年も通っていたが、突然、そこの待合室で腰に激痛が走り、立つ事も歩く事もできなくなり、付き添いの娘さんに背負ってもらって帰宅したのだが、家に居ても治る訳でもなく、その足で当院へ直接に来院したのである。

病院での診断は、椎間板ヘルニアであり、老人のために、この椎間板も硬直して固く、それが神経を圧迫し、激痛の原因であり、さらに九十歳という高齢であり、腰髄も猫背の影響で半分は硬直状態で外弯をしており、そのために病院では高齢という事もあり、手術はできず、さらに痛み止めの薬も全く効かないという状態であった。このような理由により、「病院では治らない」と宣告され、行き場を失ってしまったのである。

この患者さんも初診の時が大変だったのを思い出すのである。それはどうにか座る事はできても、布団に横たわる事も、さらに伏せて寝る事などはとてもできないのである。

このような状態で治療をしたのは、この四十年間で初めての経験であり、強く印象に残っているのである。

そして一回目の治療の開始である。それは、布団の上に座った状態から、背中の重心をまず動かすことを中心に十分間くらいの治療で、それが一週間ぐらい続くと、どうにか布団に横に伏せられるようになり、全身の治療が可能になり、すると一週間後にはどうにか仰向けに寝られるまでになってきたので、それからは通常の治療ができるようになり、だんだんと狂っていた重心が動き出してきた事の手応えを感じたのである。そしてその夜に、この老人の腰に衝撃が走ったのである。

話によると「深夜の二時頃に、寝返りを打った瞬間に腰にコツーンという衝撃音が走り、何が起きたんだろうと、電氣をつけようと思って立つと、痛みもなく自然に立っている自分にビックリした」と言うのである。

この衝撃音の私の診断は、重心が正しい位置に戻り寝返りという自然の動きで、圧迫していた椎間板ヘルニアが元の位置に戻った音なのであろう。

このように、この老人は病院では治せないと宣告された椎間板ヘルニアを自分で治してしまったのである。

この事から学んだことは、「治療はキッカケであり、治すのは自然治癒力」であるという事である。私は来院時に、杖もつかず普通に歩く姿を見て感激したことを昨日の事のように覚えている。

あれから十二年が過ぎた今、振り返ってみると、どんな高齢でも、椎間板ヘルニアで痛みがある時、現代医学は物質という腰椎という骨や椎間板との関係で治そうとするから、手術になり、さらに高齢で手術はできないために治せないのである。

私の治療のように、「重心によって全ての骨格は支配されている」という原理がわかれば、重心さえ整えれば、自然治癒力の働きによって、このように年齢に関係なく自然に治ってしまうという事が実証されたのである。

三番目に印象に残っているのは、六十歳女性が変性側弯症で腰椎狭窄症のその後

第三章の冒頭で紹介した背骨が変性側弯症で腰椎狭窄症があり、足が痺れ歩けず、手術もできないという六十六歳の重症の女性のその後の話である。

この女性は、二ヶ月くらいで突然来なくなり、第三章は、最後の治療に来た日までの治療の結果を書いたものである。その後、四ヶ月後に再度来院したので、それからの経緯を書いてみよう。

突然来られなくなった理由は、来院する朝に突然軽い脳梗塞を起こし、腕を下にしたまま肩から倒れたために、左腕の骨頭部の二〜三センチの下の所を骨折し、病院へ通院していたので、その骨折治療とリハビリ治療の通院のために来られなかったのである。そしてリハビリの先生から、整体に通ってもよいという許可が出たので、やっと来られたのである。

約四ヶ月ぶりに会った時の印象は普通に歩け、少し痩せた感じで血色も良く、元氣な姿を見

て安心したが、重症だった腰椎狭窄症は完全に治り、そのために、リハビリにも毎日通院できたようである。

問診すると、前述したように、左肩が痛く、まだ骨折箇所の骨は結合して治ってはいるが、左肩甲骨が硬直し、今まで左腕を使っていなかったので、左腕〜左手指の動きが悪く、左腕もどうにか水平くらいしか上がらず、このような不自由な状態なので、早く私の治療を受けるのを楽しみにしていたと話すのである。

今はリハビリ治療の毎日で、そのリハビリも左腕のマッサージと電氣治療が主体でいつまでたっても腕が上がらず台所の仕事もはかどらず、イライラしていると言うのである。

前述した第四章「自然治癒力革命」（156ページ）の四番目に書いてあるように、このような治療は専門であり、即効性があり、その治り方も重心から治るので、その骨折の結合部分まで正しく結合され、さらに硬直して動かない左肩甲骨も重心で治せばその場で動き出し、日常生活の自然の動作で自然に治っていくのである。

病院でのリハビリ治療は、硬直した筋肉、靭帯等をほぐし、マッサージ、電氣治療が主体であり、力学的に全身の骨格から整える事ができないので、どうしても治療に限界があるのである。

当院の初回の治療で重心を直した途端にその場で肩甲骨が動き、どうにか両手で万歳ができ、本人が「びっくり」しているのである。同時に、変性側弯症の背骨もほとんどわからないくらい正常になり、正しい姿勢に治っていたのである。

それから一週間もするとみるみるうちに左肩甲骨が動き、腕も上がるようになり、手指も動くようになり、だんだんと台所の皿洗いもできるようになり、今では再来院から三ヶ月になろうとしているが、最初に来た時の全症状は完治し、全く痛みもなく、自由自在に歩け表情も明るくなり、元氣になり、左肩の骨折部も正しく結合され、左肩甲骨も動くようになったのである。

ただ、長い間の骨折治療で肩甲骨周辺の靭帯の硬直が少し残ってはいるものの、姿勢も良くなり、あとは美容と健康管理を兼ねて来院しているのである。

印象に残った四番目は、右上腕骨の骨頭にガラス状の結晶がたくさん突き刺さった女性が一ヶ月で治った治療例

この女性患者さん（当時四十七歳）は、今から一年前に来た人で、四番目に印象に残っている治療例である。

話を聞くと、朝起きると突然右肩に激痛が走り、腕を挙げる事も、手を動かす事もできなく、

さらに首まで硬直していて、幸い左手は自由に使えるので、どうにか日常生活はできるという。病院へ行き、レントゲン撮影の結果、上腕骨の骨頭の軟骨の周囲に、たくさんのガラス状の結晶が突き刺さり、それが痛みの原因とされた。この症状は重傷で、治るまで二～三年はかかると言われ、薬の投与とリハビリ治療を勧められたと言うのである。

しかし、この女性は以前から当院へ治療に来ていたので、治る確信があり、再び来院したのであった。

治療開始から一ヶ月で普通に手を挙げる事ができるようになり、痛みも治ってしまったが、最初の一週間の治療は、一進一退の繰り返しで大変だったのを思い出す。

十回目くらいから治療の効果が出て、徐々に眠氣が出て眠れるようになってきてから、好転の兆しが見えてきたのである。

こういう症状で一番大切なポイントは、痛む右肩は動かさず、その肩の元である肩甲骨を緩めて動かしていき、あとは徐々に、患者さん自身の自然の動きで右肩を動かす事である。

最初、右肩甲骨は硬直状態で動かなかったのが、痛くない背骨を操作する事によって徐々に右肩甲骨が動き出したのである。そうなると、激痛の走る骨頭の部分に電氣が発生し、血流が通り、痛みは徐々に減ってくるのである。

痛みが軽減されてくると、普段通りの治療ができるので、三週間目には重心が安定し、さらに痛みも消え、一ヶ月が過ぎると、腕を真上まで挙げることは無理だが、九割方治ってしまったのである。

そして、病院へ行き再びレントゲン撮影をした結果、あれだけ多くのガラス状の結晶が骨頭の周囲に刺さっていたのが、跡形もなく全く消えてなくなってしまったのである。担当医は、こんな事は初めてだとビックリして奇跡だと言うのであった。

そして、現代医学では考えられない事であると言い、さらに、一ヶ月間の短期間という早い治り方に不思議がっていたと説明するのである。

この話を聞いて、私はこのガラス状の結晶はストレスで発生していたものであり、重心を治す事で自律神経が調和し、熟睡し、自然治癒力が働く事で、結晶を消失させたのだと確信した。治療開始から三ヶ月が過ぎたが今では完治してしまい、自由自在に手も動くようになったが、今でもこの女性は定期的に治療に来ていて、元氣な毎日を過ごしている。

五番目に印象に残った、自然治癒力だけで治した「めまい」の治療

昔、ある病院の先生が、「めまいが治せたらノーベル賞ものである」と言っていたが、それほど、

現代医学では治せないという事である。

しかし私の考えで言うと、「めまい」は自律神経の異常であり、器質的疾患からくる脳自体に障害がある「めまい」は無理だが、脳には異状がなく、機能性障害からくる「めまい」は治るのである。

新聞によると、現代人のめまいはこの機能性障害からくる「めまい」が八十パーセントを占めるというが、病院では「めまい止めの薬」と「精神安定剤」が繰り返し投与されるので、ますます症状が酷くなり、治らないのである。

このような現状のために、ますます病人は増えるばかりである。

半年前から、重症のめまいを患う七十歳代の女性患者さんが当院で治療を受けているが、今ではバス旅行ができ、旅行から帰ってきてから自分でアイロンまでかけられ、ほとんど普通の生活ができるようになってきたのである。

私の研究でわかった事は、めまいの人は共通して肩こり、頭痛、頭重、猫背、急な動き（寝返り）ができない、呼吸が浅い、不眠症という特徴を持っている。

要するに、重心が狂い、悪い姿勢になっている人が多いという傾向にある。

めまいは特有の肩こり、猫背に原因がある。猫背になると、頭部の重みが頸椎（首）を圧迫し、その重みが肩こりを発生させ、さらに、胸椎が猫背になり、硬直して固まってくる。そ

姿勢が悪いとめまいが起こる

正常

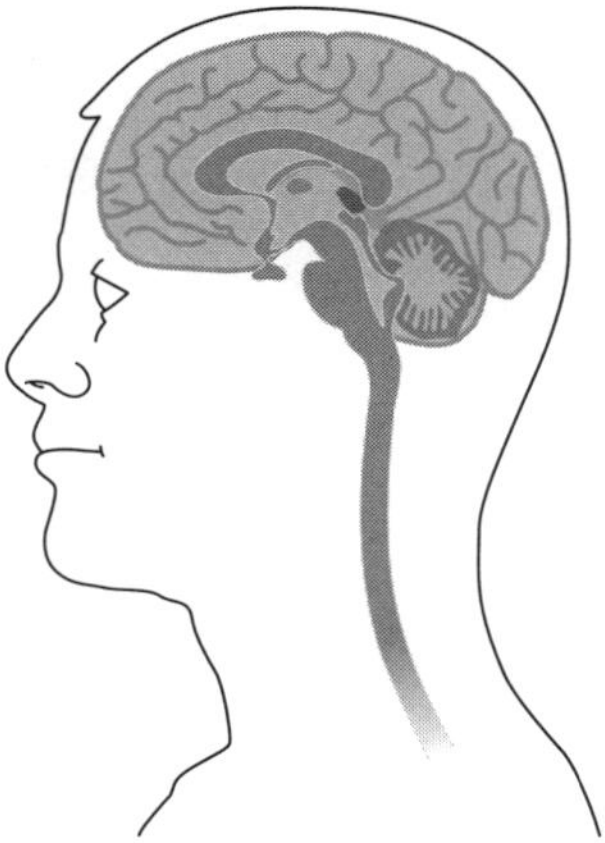

めまい

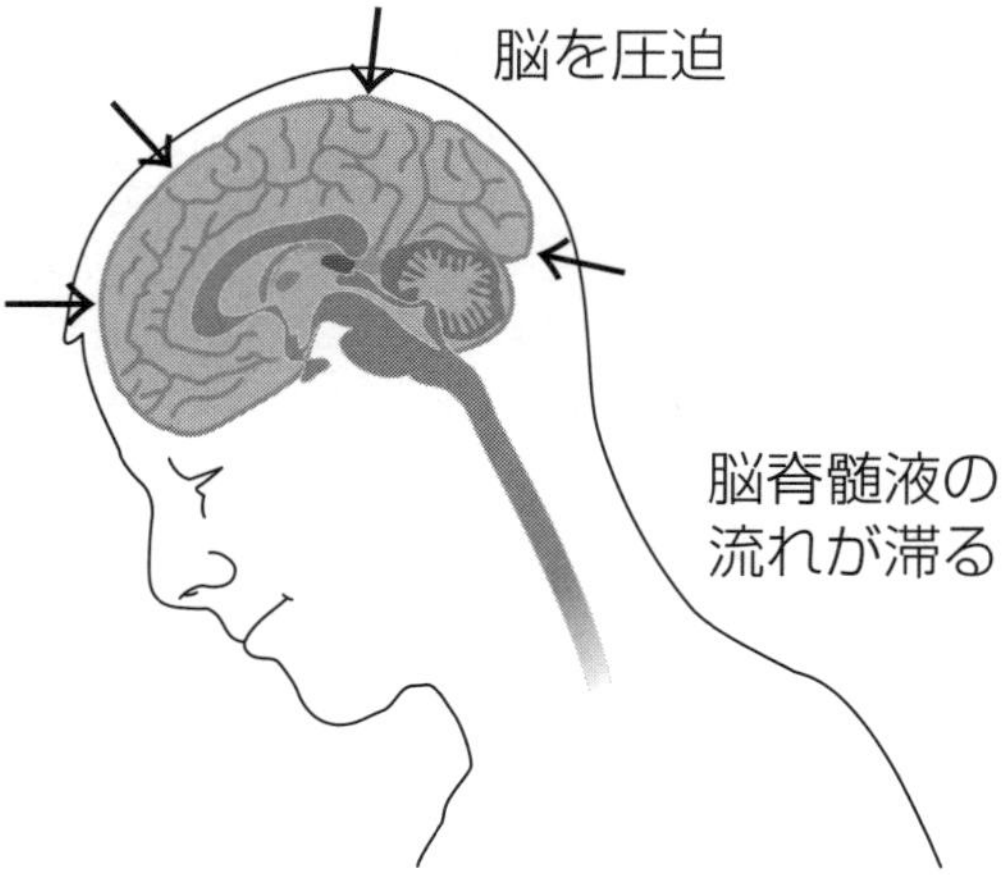

うすると、頭の中にある脳から胸椎の中にまで流れている脳脊髄液の流れが滞って、流れなくなってしまうのである。そうなると、少しの動きでも、脳が脳脊髄液に圧迫され、ズシンとめまいが起きるという事である。だから、めまいの人は寝る時も脳の安定を求め、寝る姿勢が整うまで時間がかかってしまうのである。

よって、大切な事はまず重心を治し、猫背を治し、骨盤を締め、脳脊髄液の流れを循環させ、脳の圧迫を取ってやる事なのである。

話は戻るが、現在めまいで当院で治療中の患者さんはあまり動けず、寝返りもできず、家でも、食事は運んでもらっている状態で、夜も眠れず、日常生活がまともにできないくらいの最悪な状態だったのである。要するに重症患者である。

私は最初に重心を治し、肚を確立し、猫背を治す事に専念し、頭部を起こし、背骨を起こして脳の圧迫を取る治療を施し、脳脊髄液の循環の回復に努めたのである。一回の治療で重心が治ると猫背が治り、腹式呼吸に変わり、顔がリラックスし、表情が柔和になり、気持ちまで変わったのである。

それから、一週間すると、眠氣が出てきて眠れるようになってきたのである。

この眠氣が出るという事は、自律神経の回復の兆しであり、治り始めた証拠である。

こうなってくると、さまざまな変化が身体にも生活にも現れてくる。まず自分に余裕が出てくるので、顔の化粧をするようになったり、マニキュアを塗ったり、また生活では身の周りの片付けができるようになる。今まで動けなかった状態から、動けるようになってくるという事である。

こうなると、身体に勢いが出て、相乗効果によって、さらに状態が良くなってくるのである。だがその反面、今まで動けなかったせいで筋力が弱いために、動き過ぎの反動で膝が痛くなるなど、今までと違った所に痛みが発生しやすくなるので、気をつけないといけない。

このめまいの患者さんは、六ヶ月が過ぎてほぼ十割治り、二十年来のめまいを克服し、普通の日常生活に戻っている。今では、趣味の踊りの稽古で忙しく、姿勢も良くなったので、上達も早く、バス旅行にも行っているという。趣味に熱中できる事など以前は考えられなかったと喜んでいるのである。

病院の主治医もめまいの薬を投与しなくなり、先生自身がめまいが治った事を不思議に思っているそうである。

このように、めまいは時間がかかるが、自然治癒力を使えば治るのである。

六番目は、病院でも原因不明の「頭鳴《ずめい》」が、十回の施術で治った

もう今から十年前の話である。興味深い患者さんが、埼玉県の入間市から来院した。六十代半ばの女性で、話を聞くと、神社の階段を登っていたら、突然男性が上から滑り落ちてきて、無意識に男性の身体を受け止めたら、腰からドスンと下に叩きつけられ、首を痛くしてしまったのである。整形外科に行き、診察中に医師が痛む首の骨に突然に触れた瞬間、飛び出していた骨がプツンと音を立てて中に入ってしまい、その途端に頭鳴が始まり、既に四年が過ぎているという。

この頭鳴とは近頃増加傾向にあり、頭の中で起きる耳鳴りのようなものである。この人はキーンという音が鳴り響き、鳴り止まないという。病院に行っても原因がわからず、相手にしてもらえないというのである。

ある日、この患者さんが地元の日帰り温泉施設で友達と自分の首の痛みと頭鳴の話をして、どこへ行っても治らないと話していたら、見知らぬ人がそばでその話を聞いていて、声をかけてきたのである。そして、「あきる野市にある自然治療院に行けば必ず治る」と告げて、その

人は去ってしまったというのである。

その患者さんはその人の言葉を「神のお告げ」と受け取り、わざわざ電話帳で当院の電話番号を調べ、来院したのである。縁とは、不思議なものである。

さらにその患者さんは、当院へ来る前から、自分の重心が狂ってしまっていることに気付き、整形外科に行き、重心が狂っているので治してほしいと頼んだが相手にしてもらえず、どこかに重心を治す所がないかと探していたという。当院の待合室に入った途端に、壁に貼ってある「重心は肚にあり」という文字が目に付き、私の探していた治療は「これだ」と思ったと言うのである。このような経緯で、当院へ来院したのである。

私が診ると、重心が狂い、猫背で、顔が少し歪んでいて、血色が悪いという印象であった。さらに、頸椎の七個が後弯状態で、尻もちをついた時の衝撃で頭蓋骨も右後方に傾き、首と頭部を結ぶ関節が硬直し、動きがない。それが首の痛みと、頭鳴の原因になっていたのであった。

一回目の治療では、首と頭部にはあまり触れず、まず全身の重心を治し、正しい姿勢に直し、その結果、首の重心が安定し、前弯に変化し、首の痛みは半減したが、まだ思うように首は回らなかった。しかし、四年間も硬直状態だったのだから、それは仕方ない事である。

三回目の治療で首の痛みは九割方が取れ、頭蓋骨も安定し、首も回るようになってきて、頭鳴の音も小さくなり、変化が表れたのである。

五回目の治療で大きな変化があった。頭蓋骨のズレが直り、さらに首と頭を結ぶ関節が動くようになり、首も完全に安定し、首の痛みは消失し、頭鳴の音もさらに小さくなり、夜も眠れるようになり、声に張りが出てきたのである。そして十回目の治療の後には頭鳴も完全に治り、完治したのである。

今では「頭鳴」（ずめい）という病名が付けられているが、十年前は医者であってもこの病気の知識がなく、相手にされず、治療法も薬もなく、患者さんは途方に暮れていたのである。私も当時は頭鳴という言葉すらわからなかったが、首の重心が完全に狂っていたので、この狂いを治せれば良くなるという確信があり、重心を治す事により、「この頭鳴は治った」という確証を得たのである。

要するに、どんな症状でも重心を治せば、自然治癒力が働き、治るようになっているのである。

七番目に印象に残るのは、薬をやめて自然治癒力の早期使用で改善させた「メニエール病」の治療例

先日、四十九歳になる女性の患者さんがめまいがして眠ることもできず、さらに耳鳴りがあ

り、病院に行ったら「メニエール病」という病名をつけられて薬を処方されたのだが、一向に改善しないと来院したのである。

メニエール病とはめまいの一種で、内耳の蝸牛、三半規管、耳石器が同時に侵される病気である。内耳を満たすリンパ液が過剰に溜まり、水腫がつくられる事によって引き起こされるため、病院では薬を使ってこの水腫を排除するという対症療法を行うのである。

この病気の原因はストレスや過労、不眠であると説明されているが、現代医学による治療では、その原因であるストレス、過労、不眠という根本を治さず、その結果である内耳の水腫を取り除くことが治療の主体のために、薬のみの治療で一向に改善せず、それがストレスになって悩み続け、本当の熟睡が得られず、ますます症状がひどくなってしまったのである。

そこで、この患者さんには、病院で処方された薬を使用することを一切やめてもらい、その原因であるストレス、不眠を治す事を第一に治療をした結果、驚く事に一回の治療で、メニエール病が改善してしまったのである。

この患者さんがメニエール病になった原因は、認知症の母親（姑）の介護という厄介な世話と嫁という立場によりストレスが余計に溜まり、毎日の介護の繰り返しでだんだんと眠れなくなったことにある。

そこで私は、前述の「めまい」の治療法と同じように重心を治し、自律神経を調和させ、体内時計を整える事により、熟睡ができるように治し、さらに脳脊髄液の循環を良くし、最終的に正しい姿勢に治したのである。

これだけで、斥力の働きにより全身がリラックスし、鼻が通り、頭がすっきりしたというのである。

そして、二回目の来院で開口一番に「昨夜は久しぶりに熟睡ができ、朝起きてから、めまい、耳鳴りも全くなく、朝からやる氣が出て掃除、洗濯まで済ませてきた」と張り切るほど治ってしまったのである。

私は、その話を聞いて、顔色まで改善した事に驚かされたのである。

このように、メニエール病は早めに私の治療を受ければ効果もてきめんに発揮されるが、その反面、長く薬を飲み続けると症状が慢性化し、不安が高まり、余計にストレスがかかり、うつ病になってしまう人もいるので、なるべく薬を使わないで治さなければいけない。

原因不明（ストレス）の頭が割れるような激痛が一回で治った！

あれは今から五年前の事である。

六十代の主婦だが、頭が割れるほどの激痛が三ヶ月以上も続き、病院十軒に行き診てもらったが治らず、最後に最新設備のある有名私立病院へ行き診断された事は、頭の中の脳や血管には全く異常がなく原因不明で、痛み止めの薬を処方されたがそれも効かず、その激痛の頭痛のために、夜の眠りも一睡もできないという重症患者であった。

この主婦の頭痛の原因は「ストレス」によるものであり、話を聞くと、相続の問題でトラブルがあり、なかなか解決ができず、毎日悩みながら過ごしていたようで、ある日、突然頭痛が発生し、徐々にそれが強くなり、三ヶ月前から割れるように頭が痛く、治りたいという一心で来院したのである。

一回目の治療で重心を治した途端に猫背とストレートネックが改善し、今までの口呼吸での浅い呼吸から鼻呼吸に変わり、さらに腹式呼吸になり、今までの頭の重しがいっぺんになくなり、顔の血色まで良くなり、笑顔になったのである。

その時、一言「頭がこんなに軽くなったのは三ヶ月ぶりです」とつぶやいたのである。治療後に笑顔になるという事は、今までの頭痛という痛みから解放された瞬間なのである。

でも、治療後の突然の身体の変化に身体の機能がついていかないようで、不安定な足取りで帰っていったのである。

二回目に来院した時には、昨日とは全く違い、明るい表情で笑顔で話すのである。

「昨夜は身体全身が疲れ、頭痛の事は忘れ、気がついたら朝であった。あの割れるような頭痛は一回で治り、今は頭の中が『重い』という感じに変わった」と言うのである。

私の治療は前述したように、このようなストレス性頭痛も重心を治す事によって斥力が発生し、ストレスを解消するので、即効性があり、この割れるような頭痛の治った最大の原因は、夜の眠りの熟睡により生命エネルギー（自然治癒力）が働いた結果であると確信をしている。

この患者さんは、十回で完治した。

常識とは正反対の、歯のかみ合わせと腰痛のつながりの関係

以前、歯のかみ合わせを直すと腰痛が治ると話題になった事がある。しかし、私の理論はそれと正反対であり、腰痛が治れば歯のかみ合わせは自然に治るのである。

現在、当院に腰痛治療に来ている五十歳の女性の患者さんが、三回目の治療で骨盤が締まり、猫背が治り、重心が安定し、歩き方まで変わってきたのである。

そして歯医者に行き、口を開けると、今まで半分ぐらいしか開かず苦労していたのが、大きく口が開いて、歯医者がびっくりしたというのである。歯のかみ合わせが、いつの間にか治っ

てしまっていたのである。患者さん本人もびっくりである。

腰痛治療で重心が整い、腰の痛みがなくなると全ての骨格（関節）が整うので、顎関節も整ってしまったのである。

私がした事は、重心を整え姿勢を治しただけであるが、自然に顎関節も整い、口が開くようになったのである。患者さんからは問診時、顎関節の異常について訴えはなく、腰痛を治したいと来院したのである。

これからわかる事は、重心によって全ての関節は支配されているので、重心さえ治せば腰痛に限らず、顎関節も自然に正しい位置に戻るという事である。

そして、さらに大事な事を学んだのである。今までその患者さんは腰が痛く、口も大きく開けず、夜も眠れず、家の中ではイライラして怒り狂っていたが、治療によって心が明るくなり、子供や夫が寄りつくようになってきたという。

このように、重心を直せば、心身一如に基づき、心まで明るく変わってしまうのである。

結局、この患者さんの腰痛は計七回の治療で治り、心まで明るく、生き生きし、姿勢まで良くなり、見た目は三十歳くらいの若さに変わってしまったのである。

話は戻るが、顎関節だけをいくら整えても、人間の骨格は重心によって支配されているので、一時的には改善されるが、人間は動物であり、常に１Gの重力を受けながら動けば、重心の狂った顎関節ではすぐに戻ってしまうのである。さらに、腰痛までも再発してしまうのである。従って、顎関節が治れば腰痛が治るという考えは間違いである。

一般的には、歯科医院で歯を削って顎関節を整えるという方法があるが、これほど間違った方法はない。その理由は、健康な歯まで削って顎関節を整えても、その源の重心が狂っているので、すぐにまた顎関節は狂ってしまうからである。

不眠症は現代医学の造った病名であり、人間には本来「不眠症」はない！　不眠症は私の専門分野である

不眠症という言葉は、現代医学の造った病名であり、人間には本来眠れるように大自然によって設計されているので、眠れる事自体が当たり前であり、眠れない事自体がおかしいのである。それは、赤ちゃんを見ればわかるが、不眠症で眠れないという赤ちゃんはいないのである。睡眠とは、このように本能であり、赤ちゃんには不眠症はなく、三十～七十代にかけて多いという事は、この違いは、さまざまな原因はあるが、大きな原因は、「心のストレス」が関係しているのである。

以前、五十代半ばの不眠症で悩む女性が来院した事があり、この女性は、見るからに不眠症

そのものであり、目の周りには、目やにの乾燥状態が点在し、さらに歯も磨く余裕もないようで、口臭がひどく、半分眠っている状態なのである。

話を聞くと、半年前から人間関係のストレスから眠れなくなり、病院へ通院し薬を飲んでいるが、一向に良くならずますますひどくなってしまい、薬を使わずに治したいという事で来院したのである。治療の開始である。

この不眠症の人の共通点は、交感神経が強く働いているので、両肩はパンパンに張り呼吸も浅く、全身が硬く冷え、食欲もなく、胃腸の働きも全くないのである。

私の治療は、前述のように、熟睡を目的としているので、重心を直す事により、副交感神経が働き、全身がリラックスし、体温が上昇し、顔の血色も良くなり、胃腸も動き出し、そして、立ってもらうと、一気に身体の重しが取れ、軽くなり、姿勢が変わってしまったのである。

一回目の治療は、このように改善したが、再度戻るという繰り返しの結果、十回目になると、薬を飲むつもりが、その前に眠ってしまい、朝まで一度も起きる事もなく、眠れたと喜んで話すのである。

私の治療は、このように、自然に薬から離れられるのである。

誰でも、不眠症になれば治りたい一心で病院へ行くだろう。私は、多くの不眠症患者さんを診て、病院へ行って、不眠症が治ったという人は、あまりお目にかかった事がない。

前述の患者さんは、病院へ行き、薬漬けにされ、その副作用により身体が冷え食欲もなくて、頭痛という病気までかかってしまったのである。それが薬を使わず副作用もなく、私の治療によって二十回で治ってしまったのである。

私は、病院の治療を否定しているのではなく、副作用のある薬で不眠症が治るどころか、このような薬の副作用で多くの人が病んでいる状態を見て、今の現代医学で薬を使わず不眠症を治療する事は考えられず、ますますこのような患者さんが増加するであろう。私はこれに警鐘を鳴らしているのである。

現代医学で治らない老人の骨粗鬆症の痛みが重心を治したら消失した

骨粗鬆症とは、背骨にある十二個の胸椎骨に発生しやすく、六十代から八十代の老人に多い。現代医学による治療では、薬の投与、コルセットの装着が主で、なかなか治りにくい症状である。

骨粗鬆症で背骨が痛いという人がいるが、これは骨粗鬆症を起こしている骨自体が痛むのではなく、心から発生したストレスと、骨と骨との間にある椎骨間が圧迫されて痛みが発生しているのである。椎骨の間に隙間を造り、拡げてやると痛みは消失してしまうのである。

骨粗鬆症の人を治療する時、重心を治すと猫背が治り、痛みが消えてしまう事が治療経験でわかったのである。その原因は、重心を治すと椎骨間に斥力が働き、関節が拡がり隙間ができて、その空間に自然治癒力が働くためである。

私が治療家の駆け出しだった頃は、その原因はよくわからなかったが、骨粗鬆症の人に共通する事は、猫背で胸椎の十二個の椎骨間に隙間がなく、私流に言えば、椎骨の関節間に血流がなかったのである。そのため、骨自体に栄養がいかなくなり、骨がスカスカになり、骨粗鬆症になったのである。血流のない骨が原因で骨粗鬆症を起こしている人に、いくら薬を飲ませても、薬は血液で運ばれるのだから効果はないと思うのである。

先日、七十代半ばの患者さんが二十年間骨粗鬆症を患い、腰のすべり症、高血圧、不眠などの治療で当院に来院したが、この人の骨粗鬆症は重症で、胸椎の半分以上がボロボロで、さらに痛みがあり、長い時間立っている事も歩く事も苦痛なのである。

それが、三ヶ月間かけて毎日治療を続けたところ、骨粗鬆症の痛みだけでなく、前述した諸症状も改善してしまったのである。そして猫背が治り、普通に歩け、台所での家事まで立ってできるようになり、近所の人は姿勢が変わった事にびっくりしているというのである。

しかし、これは骨粗鬆症を起こしている骨が回復して痛みが取れたのではない。重心を治す事により斥力が働き、潜在意識にある今までの積もり積もった痛み、さまざまなマイナスのストレス等がなくなり、心が開放され、さらに身体面においては、猫背で椎骨間が圧迫され骨粗鬆症になり痛かったのが、その椎骨間に自然治癒力が働き、心が開放されたからである。

このように、重心で治すと骨粗鬆症も治るのである。

圧迫骨折の痛みは自然治癒力を使えば驚異的に早く消失する

この圧迫骨折は、六十~八十歳代の人に多く、病院では、なかなか治りにくく、厄介な事に長い人では治すのに、病院では一年以上もかかる人が多いのである。

この症状も骨粗鬆症の治療と同様に、重心を治し、斥力を働かせ、その関節の間に隙間を造ってやれば早く治るのである。

この斥力を使うという事は、痛みという心を浄化する事と椎骨間に隙間を造る事であり、斥力はこの二つの働きを同時にするという事である。

この圧迫骨折は、骨粗鬆症と違って骨自体の損傷が部分的であり、早い人は一週間ぐらいで痛みが消失してしまう人が多い。

圧迫骨折の痛みの原因は、骨折した椎骨自体が痛いのではなく、急な衝撃による関節間の打撲である。大きな衝撃が椎骨に圧迫骨折を起こし、椎骨間を狭め、痛みを発生させているのである。

圧迫骨折の人は、痛みをかばうために必ず猫背であり、さらに重心を狂わせているので、全身の重みが圧迫骨折を起こしている椎骨にかかり、関節間を圧迫しているのである。従って、猫背を治し、斥力を使って椎骨間に隙間を造る事によって自然治癒力が働き、早く治す事ができるのである。

先日、七十代の女性が犬の散歩中に転び、背骨を圧迫骨折して、病院に一年以上も通院しても治らないので、当院を訪れたのである。

話を聞くと、病院での治療は、痛み止めの薬を処方するのみで、その繰り返しだったとの事である。

私が診察すると、重心を狂わせ、猫背になり、それが背骨の圧迫骨折をさらに圧迫し、寝返りや立ち上がり、階段の上り下りが痛く、これらが歩きづらい原因になっていたのである。治療で重心を治した途端、一回で猫背が治り、普通に歩けるようになったのである。そして、まだ歩くときに痛みが背骨に走るが、来た時とは違い大股で歩けるようになったのである。

結局、この人は計四回の治療で完治し、今までの病院での一年間の治療が無駄だったと嘆いたのであった。

このように、圧迫骨折は重心を治し、心身一如に基づき姿勢から治すと、自然治癒力が働き、早く治るのである。

この圧迫骨折を起こした骨は、骨粗鬆症のような全体的損傷ではなく、部分的損傷のために、痛みが取れれば、あとは時間の経過と共に再生し、元の骨に戻るので症状の再発はないのが普通である。

重症の変形性膝関節症の人が手術せずに歩けるまでに回復した

変形性膝関節症は膝関節がズレて、膝関節の表面にある軟骨が削られ、その結果、膝の骨（関節）が変形し、歩く時に膝に激痛が走る症状である。女性の六十歳代から九十歳代の人に多く、病院へ行けば手術が適応される。

しかし私の治療は重心から治す根本療法であり、膝は姿勢の一部なので、重心を治して正しい姿勢になると、膝の関節の結合が整い、時間はかかるが、徐々に歩けるようになるのである。

この膝関節変形症の人は、ただ歩けないというだけではなく、歩くときの痛みが激しく、その激痛を避けるために、狂った姿勢で全身のバランスを保ちながらも、どうにか歩くので、その無理が腰や反対側の膝、背骨、両肩、内臓の圧迫等、身体全てに負担をかけてしまうので、立ち上がると体重と重力という一Gの重しが上からかかり、さらに膝関節に変形をもたらすという、二重、三重の無理が起きる。この負のサイクルの繰り返しにより、膝関節の状態は酷くなっていくのである。

現代医学では、この関節にある軟骨には血流がなく再生しないので、手術以外に治しようがないという事である。

しかし、私の治療は膝の分野は専門の領域であり、これまでの治療の経験から、膝の表面にある軟骨は再生するという事が証明されている。また、膝を主体として治療をするのではなく、心と身体の両面について、同時に重心を治し正しい姿勢に治すという事が現代医学とは大きく違うところである。

前述したように、全ての関節は重心によって支配されているので、重心が治れば両膝の関節のかみ合わせは、自然に整ってしまうのである。

多くの患者さんは、重心を治し姿勢が整うだけで、上からの重力、自分の体重の重みが消え無重力化するので、その軽さ、楽さに驚かされ、歩ける自分にびっくりするのである。

現在通院中の七十歳代の女性の患者さんは重傷の膝関節変形症であり、歩くのが苦痛で、常に膝に電氣が走るような痛みがあり、足をつく事がやっとの状態で、病院では手術を勧められていたのである。知人に「だまされたつもりで一回行ってみろ」と言われ、半信半疑で当院に来院したのである。

診断すると、完全に右膝の膝関節がズレて腫れていて、青紫になり、熱があり、痛々しい膝で、それをかばっている左膝も少しズレて腫れているのである。

早速治療に入り、重心を治し、猫背を治し、骨盤を締めて立ってもらうと、O脚が治り、両膝は伸びたが痛みがあり、どうにか一人で歩けるが、不安定な感じであった。この状態が二週間続いたが、突然に右膝の痺れ、痛みが軽減し、腫れもひき始め、膝の周囲の血色も良くなり、徐々に回復の兆しが見えてきたのである。

この治療の繰り返しで一ヶ月が過ぎると、姿勢が変わり、猫背が治り、重心も徐々に安定し、少しずつ両膝に力が入るようになってきたのである。

そして、三ヶ月が過ぎる頃、右膝の関節のズレが元に戻り、膝に力が入り、まだ不安定ではあるが、どうにか歩けるようになり、五ヶ月目になると、右膝に力が入り、足も上がり、八割方は普通に歩けるようになってきたのである。

この頃になると、ぎこちないが自分で立ったり座ったりもでき、さらに普通に足も上がり歩けるようになり、いつの間にか一人で電車に乗り、通院ができるまでに回復してきたのである。

今では、初診から一年以上が過ぎたが、自分で車を運転して通院ができ、九割方は歩けるようになってきたのである。これまで旅行はもう行けないと諦めていたが、これで自信がつき、ますます元氣になり、今では、歩き方までが普通になってきたのである。

このように重心から治すと、重症患者でも時間はかかるが、歩けるようになるのである。

重心を忘れた右膝手術では、正しい姿勢にまでは治せないので、歩きづらくなる

現在七十歳になる女性が、五年前に右膝を手術して膝に人工関節の金具を入れたのだが、さらに腰痛が酷くなり歩くのも苦痛で、知人の紹介で当院に来院したのである。

話を聞くと、五年前に右膝を手術したものの、一年前から歩く時にギシギシと音がして、転びやすく歩く事が恐怖だという。そして、右膝をかばっているために、腰が酷く痛むのである。病院へ行っても、このような症状は治せないと言われ、治療を断られたというのである。

私が診察すると、完全に重心が狂い、骨盤が開き、膝の人工関節の金具のかみ合わせが狂っていて、それが歩きづらい原因であった。さらに、手術をした右膝の負担をかばっている左膝も関節が狂って痛く、病院ではその左膝まで手術を勧めているというのである。

早速治療にとりかかり、その場で重心を治し、立って歩いてもらうと、驚くことに腰痛が治り、普通に歩けるようになり、両膝のかみ合わせまでが治ってしまったのである。治療時間はたったの五分である。

治療後の最初の一週間は、以前の狂っていた姿勢と、整った姿勢とのギャップで不安定だったが、十日目になると正しい姿勢に慣れ、手術した右膝の音もなくなり、自然に足が上がり、歩けるようになってきたのである。腰痛治療の目的で来たのだが、重心が治り、膝のかみ合わせが治った途端に腰痛は一回の治療で完治してしまったのである。

これからわかった事は、病院の手術は対症療法のために、手術で人工関節の金具を使って膝を正しい関節に整えるだけで、歩く事を考えた正しい姿勢（重心）には治せないのである。だからこのように重心が狂い、歩きづらく、転びやすく、不安定な足だったのである。

要するに、病院での手術は根本である重心を整える事ができないという事が、手術後の日常生活で歩きづらくなる原因なのである。

治療を始めて一ヶ月が過ぎたが、重心が整い安定し、正しい姿勢になって膝の関節の音も全くなくなり、普通に歩けるようになったのである。

足首の捻挫は初期処置で冷やさなければ、当院の治療では一回で治る症状である

普通に歩いている時でも、着地の時には、片足の足首に二倍の体重がかかり、さらに、走っている時には体重の三~五倍の圧力がかかるのである。よって、捻挫をするのは地面に着地する時に多いのである。

そして、足首の捻挫の原因は足首にあるのではなく、姿勢の狂いによって発生する症状なのである。

正しい姿勢での着地は、重心が踵の内側を使って着地し、内側の親指の拇指球で地面を蹴って歩くのだが、姿勢の悪い人は重心が踵の外側を使って地面に着地するので、足首を捻って、捻挫を起こすのである。

さらに、捻挫をした時の応急処置は、一般的には腫れている足首を冷やす人がほとんどだが、これが間違っているのである。それは、対症療法の治療に原因がある。

確かに、捻挫の時にレントゲン撮影で骨の異常を調べることは大切だが、骨に異常がない時は足首を冷やし、包帯を巻くこと自体が間違っているのである。次の治療例によってその理由

を説明しよう。

この間、三十歳代前半の女性の患者さんが足首を捻挫して、二ヶ月も病院へ通院しているが、足首から膝まで包帯をグルグル巻きにされ、松葉杖をつき、大根のように腫れた足でビッコを引きながら当院に来院したのである。

犬の散歩中に、犬が急に鎖を引っ張り、石につまずき、転んだ時に捻挫をした、という。病院に行ったら、骨に異状はなく、消炎剤の貼り薬を貼られ、包帯を巻かれ、日増しに膝にかけて腫れてきて、一ヶ月を過ぎると普通に歩けなくなってしまったというのである。

捻挫の初期処置で足首を冷やし、包帯を巻いて縛った事が、このような結果になったのである。どうして包帯を巻いてはいけないかというと、包帯を巻く事によって、血液の流れを止めて、新陳代謝を妨げてしまうからである。さらに冷やす事によって血液の循環を止めてしまうからである。

私は最初に足首に巻いた包帯を全部取ってもらい、貼り薬も剥いでもらい、足首を全て開放したのである。それだけで、足首の血行も良くなり、変わってくるのがわかったのである。

そして、捻挫は足首の関節がズレて硬直しているので、その場で関節のズレを直し、血管、神経の圧迫を解放したのである。

長い間足首を固定していたので、これを治すのに三日を費やしてしまったが、初日の治療で足首の血行もだいぶ良くなり、松葉杖は必要なく歩けるようになったのである。

二日目に来院した時は、まだ足首に腫れがあるが、七分通り普通の足の状態に戻っていたので、重心を治し、正しい姿勢に戻すと、最初は不安定な動きだったが、徐々に本来の歩きに戻り、計十回の治療で完治した。

捻挫はすぐに治療をすれば、一回の治療で治って歩けてしまうのである。

パーキンソン病は脳の病気ではなく自律神経の異状で起こるので、自然治癒力を使えば治る

パーキンソン病は中高年の男性に多く、主な特徴は、さまざまな運動障害と自律神経に関する症状が現れる。現代医学では、中脳の黒質にある神経細胞が壊れ、脳内の神経伝達物質であるドーパミンが不足し、アセチルコリンが増加する事で起こり、手足が震える、硬くなる、動きにくくなる、という三つが主な症状であるとしている。

私は、この症状はストレスが主な原因であり、自律神経の狂いによって発生するものであると確信している。

多くの患者さんを診て私が感じた事は、この病気の患者さん全てに共通している事は、自律神経が狂い、交感神経の緊張感が強く、副交感神経の働きを高める事によって症状が改善してくるという事である。

そして、病院で処方される薬が交感神経を高めるため、さらに筋肉の硬直が高まり、手足は震え、口が硬直して言葉までおかしくなってしまう人が多いのである。そして徐々に症状が悪くなると、薬を強くする事によって、さらに筋肉の硬直、手の震え、不眠、便秘等がひどくなってくるという悪循環を繰り返しているように思えるのである。薬は経口薬で、血液を通して全身に回ってしまうからである。

このパーキンソン病という病気では、薬は症状を抑えるだけで、余計に悪化の傾向にあるので、薬をやめ、重心を治す事によって自律神経を調和させ、誰にも備わる自然治癒力で治す以外に治療法はないと私は思っている。

この病気の患者さん達は薬で脳を強く麻痺させられ、コントロールされて症状を抑えているので、本来の熟睡どころか眠氣すらなく、眠れないために眠剤に頼ることで、完全に病気になってしまっているのである。

患者さんの同意を得て薬をやめると、最初のうちは強い吐き気をはじめとした禁断症状が出る人もいるが、それを過ぎると治療効果が出て、眠氣の発生―熟睡ができる―自然治癒力の発揮、という健康体に生まれ変わってくるのである。

ただし、中には禁断症状に耐えられず、薬に頼り続ける人もいるので、よほど自分に強くなければ治らない難しい病気でもある。

薬では治らない病気なので、最終的には歩けなくなり、車椅子で生活したり、うつ病になったり、認知症になってしまう人もいるため、根本療法で自然治癒力を使って治す以外にはないというのが現状である。

心の病「パニック障害」も、重心を直したら五回の治療で完治

先日、三十歳代の女性の患者さんがパニック障害で来院した。突然心臓がドキドキして不安感が増し、取り乱してどうにもならなくなってしまい、病院へ行っても薬を処方されるのみで効果がないと言うのである。また、まだ二歳の子どもの育児に追われており、幼児の世話の苦労にも一因があるようである。

ひどい肩こりや頭痛もあり、さらに、猫背で姿勢も悪く、重心は完全に狂い、不眠症なのである。私は、パニック障害というよりも自律神経失調症からの影響であり、まず重心を治し、

肩こり、頭痛、不眠症を治す事が先決であり、重心を治せば良くなると判断した。

一回目の治療で重心を治すと、酷い肩こり、頭痛も軽減し、辛そうだった顔に安堵感が出てきたのである。そして、二回目の来院時には、「昨夜は熟睡ができ、肩こりも頭痛も治った」と喜んで話すのである。

熟睡ができたという事は、自律神経が調和した証であり、「治った」と判断した。

結局、この女性は、計五回の治療で全ての症状が治り、現在でも月に一回は来院しているが、五回目の治療から半年を過ぎてもパニック障害の再発は一度もなく、不安感が全くなくなった事が嬉しいと話している。育児で無理をすると肩が張る程度で、今ではすっかり元氣になってしまったのである。

「あがり症」は重心が上がってしまった事による現象であり、重心から治せば簡単に治る

あがり症は心の問題であると思う人が多いが、姿勢の狂いから発生する症状なのである。

先日、三十代の女性の患者さんが、あがり症を治したいという理由で当院に来院したのである。

話を聞くと、結婚式場の司会者をしているが、大衆の前に出るとあがってしまい、頭の中

がまっ白になってしまうという。だから、常にメモを見ながらのスピーチになり、これを改善したくて来院したのである。

診断すると、完全な猫背とO脚の状態で、重心が完全に狂い、重心が完全に上にあがってしまっているのである。肩こりも酷く、肩呼吸の浅い呼吸で、肚の力の抜けた蚊の鳴くような声なのである。これでは、司会という以前に普通の会話も聞きづらく、まず姿勢を治す事が大切だと思ったのである。

重心を治し猫背を治して立ってもらうと、それだけで胸が張り、鼻が通り、腹式呼吸になり、きつかった顔が柔和な顔に変ったのである。重心も上から下の肚に戻り、これだけで、それまでのか細い声から、肚から通る声に変わったのである。

たった五分の治療だったが、これだけ変わってしまったのである。

最後まで治療をしてから立ってもらうと、今までの重力という重しが取れ、浮く感覚に感動し、これで重心が治ったのである。完全にリラックスできたので、頭の中もスッキリし、集中力もつき、思うように話せるのである。

そして、二回目の来院で結果を聞くと、最初のうちはドキドキして不安であったが、次第に思うように頭の中に話す事が浮かび、自然に話ができたと驚いているのである。

このように、あがり症は姿勢と深くつながっているので、まず重心を治し、正しい姿勢に治す事が大切である。

その原因は、重心が上がる事によってあがり症になるので、重心を治して、肚に下げれば、簡単に治るのである。この女性は五回で完治した。

ストレートネックは現代病であり、首ではなく姿勢に原因がある

近頃多いストレートネックは、スマホ首と言われるように現代病である。

電車の中でも、多くの人がスマホのゲーム等に熱中している風景を見る事が多い。そして、スマホが原因で猫背、肩こり、頭痛、めまい、吐き気を訴え当院に来院する人が目立つ傾向にある。

スマホやパソコンは現代社会では欠かせない機器であるが、それに伴い、首に異常が現れるストレートネックで悩む人が増えてきている。

一般的に、首にある頸椎は七個の椎骨から成り、重い頭を前弯というアーチで支えているのだが、パソコンやスマホを使う事で猫背になり、下を向く時間が長いと、だんだんとこの前弯のアーチが崩れ、まっすぐ（ストレート）になってしまうのである。

現在通院中の七十代女性の患者さんは、長年の肩こり、猫背、ストレートネック状態で首が張り、頭痛もあり、不眠症のために頭の中がスッキリとしないため、治りたい一心で当院に来院している。

当院に来る前は、骨つぎ、鍼、整体とどこへ行っても一向に改善しないので、最後の砦として来院したのである。

この患者さんは、重心が狂い、猫背で骨盤が開いていたので、まず重心を治し、骨盤を締め、猫背を治すと頭が正常な位置に戻り、首はまだストレートネック状態だが、猫背が治ったので、両肩が開き、前の胸部も開き、鼻が通り、首が安定したのである。

これだけで、首の張りが取れ、回るようになったのである。

そして、十回目の治療になると、硬直していた頸椎が動き出し、軽い前弯アーチになり、頭痛が和らぎ、眠れるようになってきたのである。この時には首の張りはなくなり、柔らかい首に戻ってきたのである。

そして、十五回目の治療でストレートネックは治り、猫背も治ったのである。

このストレートネックという症状は、ただ単に首のみに異状が出るのではない。首には自律神経をはじめ、動脈も通る最も大切な部分であり、症状の出方も多種多様であり、これを治すには、まず重心を治し、猫背を治し、正しい姿勢に直す事である。

ストレートネックと正しい前弯

ストレートネック

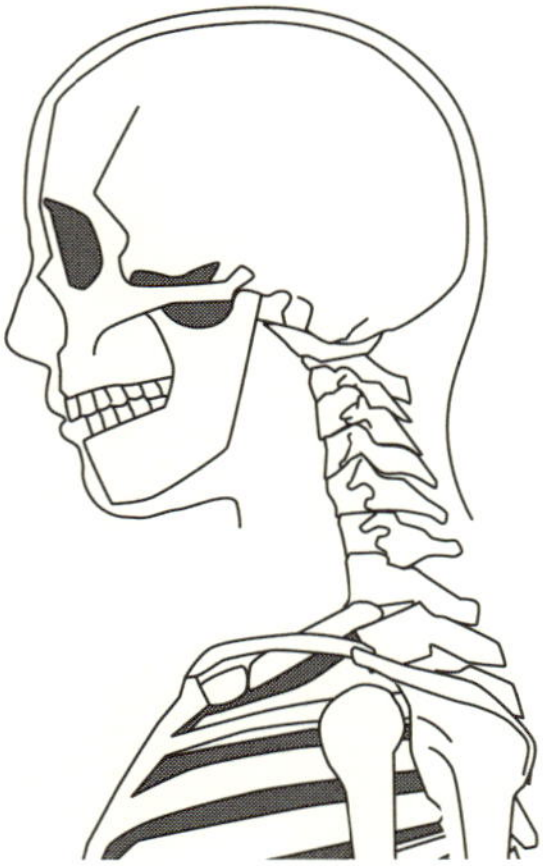

正しい前弯

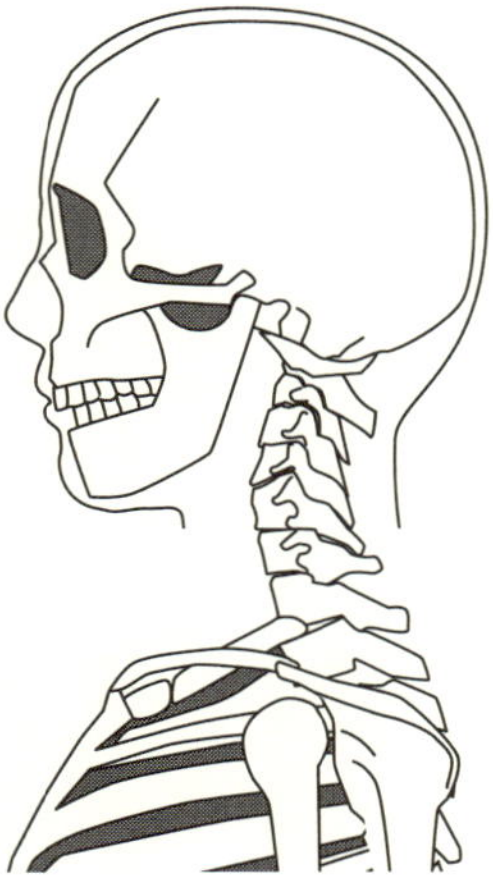

そうなると、自然に首は本来の前弯のアーチに戻って、症状は治ってしまうのである。

日本人に多い
肩こりを根本から治す方法

日本人は胴長、短足の体型が多い人種のために、どうしても猫背になり、肩こりの人が多い。肩こりの原因は肩の筋肉の収縮ではなく、胸郭という二十四本から成る肋骨のカゴの収縮なのである。すなわち、猫背になり、胸郭のカゴが収縮し、両肩が前に傾くために、肩の筋肉が収縮することが肩こりの原因なのである。

指圧やマッサージでいくら肩の筋肉を緩めても、一時的な処置でしかない。

２０５ページで述べた方法で重心を治し、その胸郭を正しいカゴに治し、すなわち、猫背を治せば、自然に肩の筋肉は緩み、肩こりは自然に治るのである。

そして、姿勢から治すと、肩こりの再発はないのである。

おわりに——全てのものは、初めは非科学的に始まり、のちに科学的になる

自然治癒力の仕組みをどう説明し、また、証明できるのかと問われれば、現代人は、全てが科学的に証明されなければ納得ができない人が多いのは当然である。

しかし、科学的に証明されていなくても、実際に癒しが起こっているという事実を認め、未知の自然治癒力の可能性を信じる事によって、いずれ科学によって証明される日が必ず来るのである。

発明や発見は、今まではなかった事が明らかになり、その後に科学的に証明されるという過程を通るのである。

今までの私の治療を通して、どこに行っても治らなかった病気が簡単に治ってしまったり、科学では説明のできない未知の病気の多くが自然治癒力を使う事によって、数多く治っているのである。これは私の治療を通して証明されているのである。

病気になり、病院へ行き、病気を科学的に治す事ができるのであれば、全ての人が健康になり、病気の人はいなくなるはずだ。しかし、現実はどうだろうか？　病気は治るどころか、薬の副作用によってますます病気が増え、医療費は年々増加傾向になっている事を見れば、病気は科学的に治せないことは一目瞭然であろう。

これだけ文明が発達し、科学が進歩して、現代医学における検査機器や手術の進歩は素晴らしいが、本来の癒しからはどんどんとかけ離れていってしまっているようである。

その原因は、本文で繰り返し述べてきた通り、現代医学は三次元の目に見える範囲での対症療法であり、人間を観ない身体主体の医学であり、自然を忘れた医学を主体としているためである。

本来の「人間は自然によって生かされて生きている生命体である」という根本が、そして人間に備わる自然治癒力の研究が、本書の題名にも書いてある「現代医学の盲点」なのである。私の今までの研究によって、病気をどのように治してきたかという事実をまとめたのが本書であり、現代医学の盲点を明らかにする事を目的として書いたのである。

しかし、断っておくが、現代医学は全ての病気に対応するというよりも、緊急的に出血を止めたり、交通事故等の緊急の処置に関して、対症療法としては素晴らしい進歩である事は変わりない。

従って、これからの二十一世紀は現代医学の対症療法と自然治癒力を使う根本療法とを使い分け、身体と人間を診る西洋医学と東洋医学との共存の時代になるだろう。

科学的に証明できる症状は病院で治し、科学的には証明のできないものは、未知の医学として自然治癒力に頼る時代になるだろう。

自然は無限であり、目に見えない世界であり、それは「感性」で知る世界なので非科学的世界であるが、私の治療の内容もいずれは科学的に証明される日が来るだろう。

平成三十一年一月

自然治療院院長　**私市悦郎**

●著者連絡先
自然治療院
〒197-0802 東京都あきる野市草花 3412 − 2
TEL.042-558-4340

自《し》然《ぜん》治《ち》癒《ゆ》力《りょく》革《かく》命《めい》

2019年3月18日　初版第 1 刷

著　者 ―――――――― 私市悦郎《きさいちえつお》
発行者 ―――――――― 坂本桂一
発行所 ―――――――― 現代書林
〒162-0053　東京都新宿区原町3-61　桂ビル
TEL／03(3205)8384(代表)　振替00140-7-42905
http://www.gendaishorin.co.jp/
カバーデザイン・本文図版 ―― 本間公俊　北村　仁
本文デザイン・DTP ――――― 瀬賀邦夫

印刷・製本：(株) シナノパブリッシングプレス
乱丁・落丁本はお取り替えいたします。
定価はカバーに表示してあります。

ISBN978-4-7745-1760-5 C0047